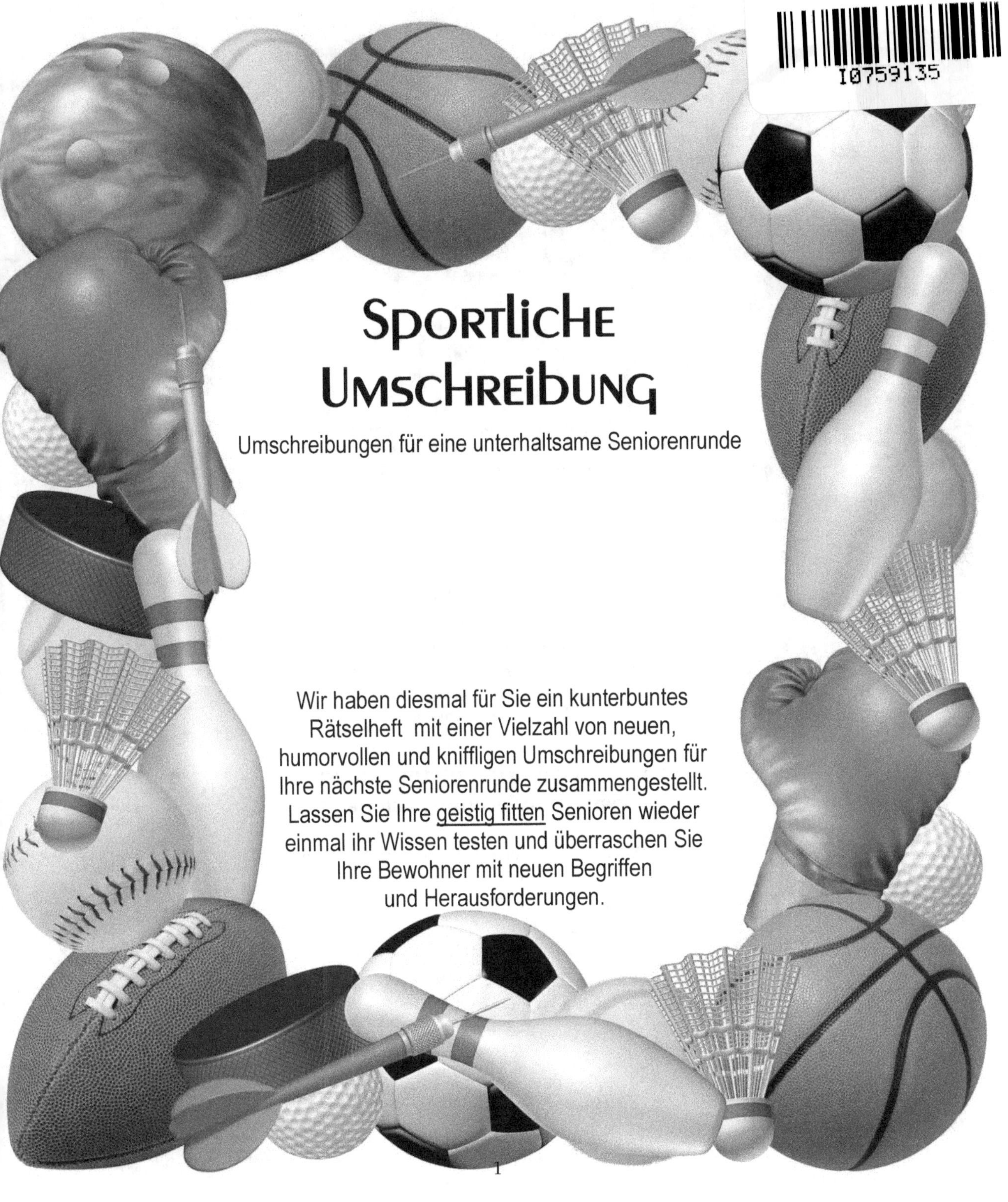

# Sportliche Umschreibung

Umschreibungen für eine unterhaltsame Seniorenrunde

Wir haben diesmal für Sie ein kunterbuntes
Rätselheft  mit einer Vielzahl von neuen,
humorvollen und kniffligen Umschreibungen für
Ihre nächste Seniorenrunde zusammengestellt.
Lassen Sie Ihre <u>geistig fitten</u> Senioren wieder
einmal ihr Wissen testen und überraschen Sie
Ihre Bewohner mit neuen Begriffen
und Herausforderungen.

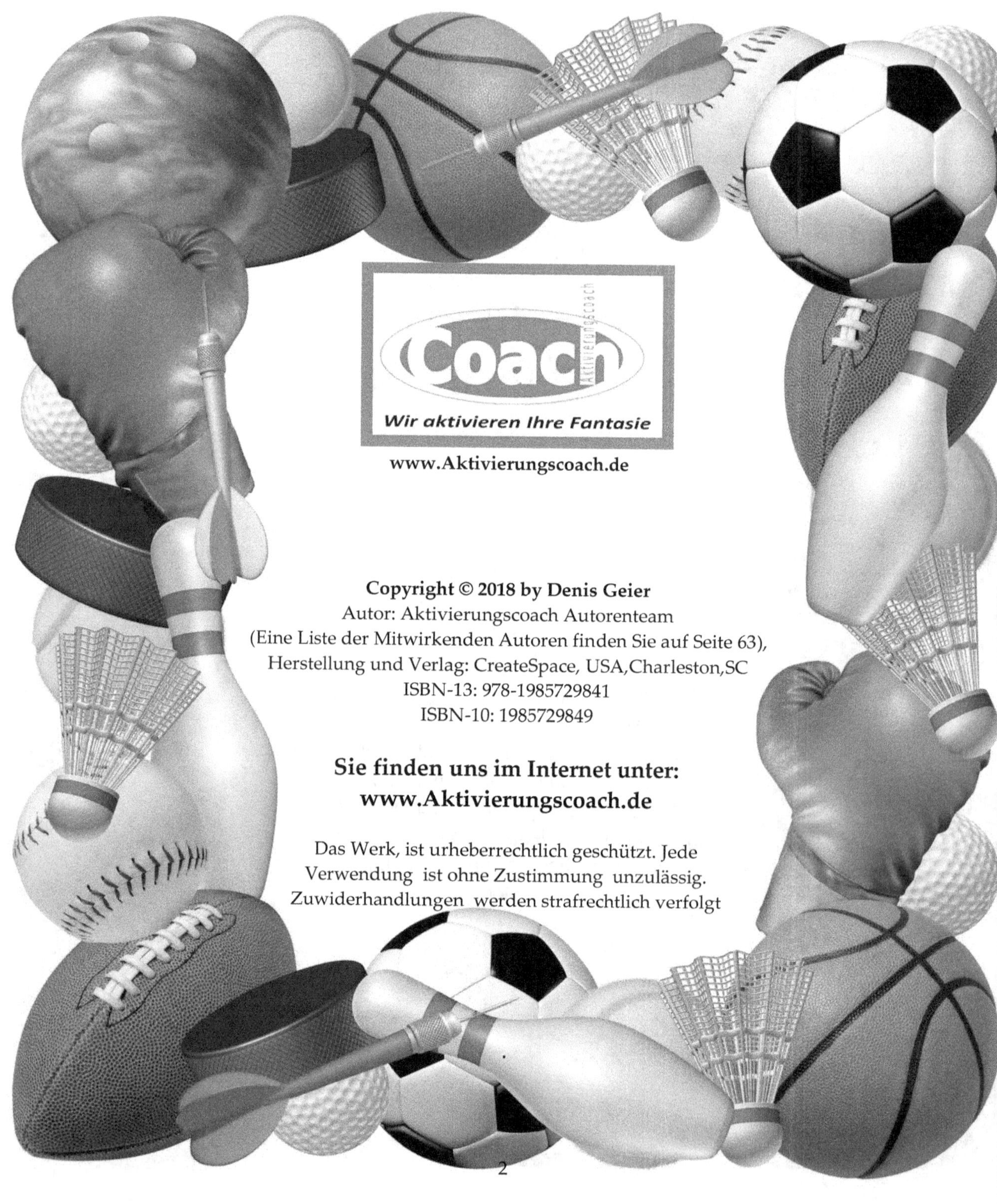



**Copyright © 2018 by Denis Geier**
Autor: Aktivierungscoach Autorenteam
(Eine Liste der Mitwirkenden Autoren finden Sie auf Seite 63),
Herstellung und Verlag: CreateSpace, USA,Charleston,SC
ISBN-13: 978-1985729841
ISBN-10: 1985729849


**Sie finden uns im Internet unter:**
**www.Aktivierungscoach.de**

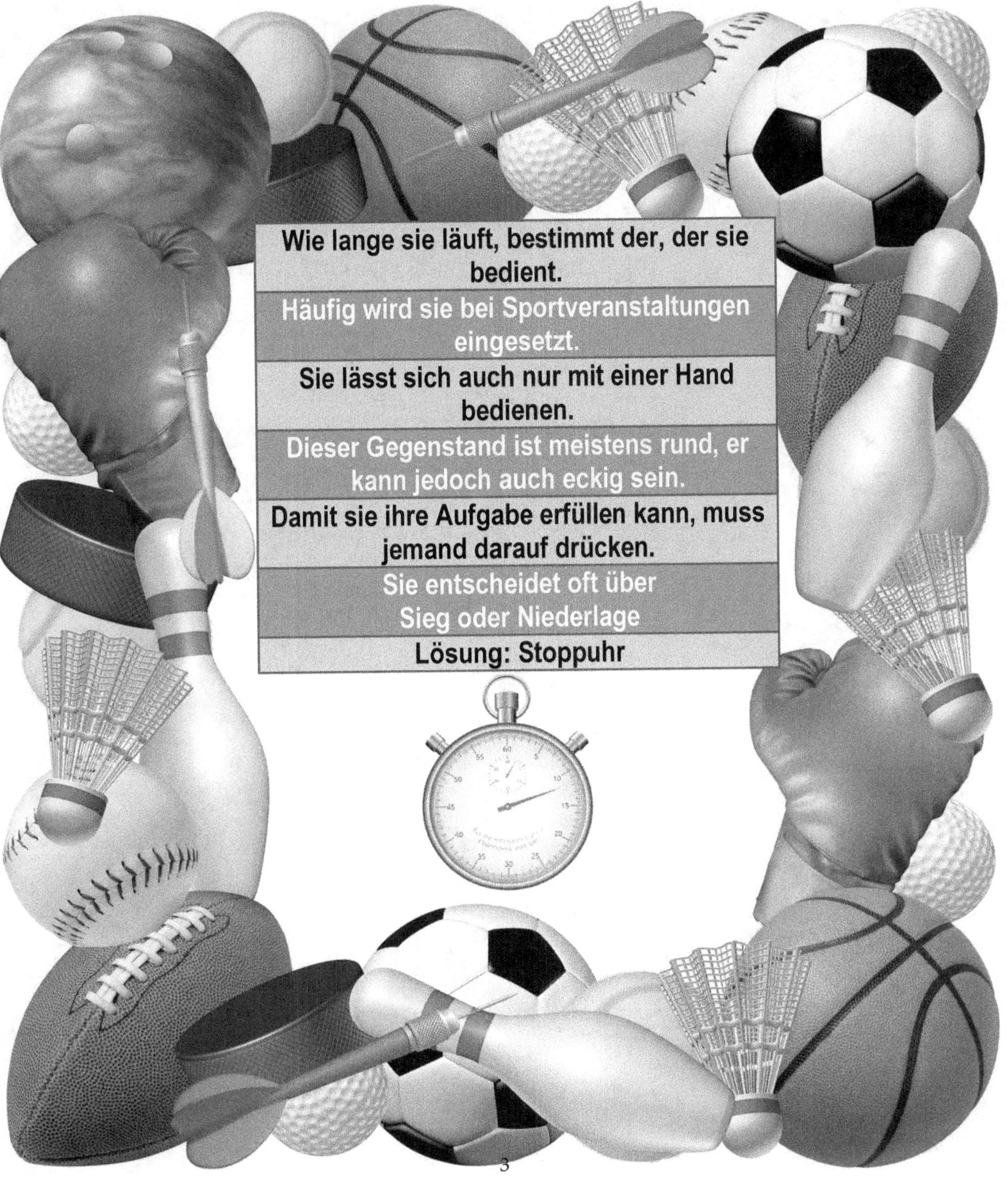

Wie lange sie läuft, bestimmt der, der sie bedient.
Häufig wird sie bei Sportveranstaltungen eingesetzt.
Sie lässt sich auch nur mit einer Hand bedienen.
Dieser Gegenstand ist meistens rund, er kann jedoch auch eckig sein.
Damit sie ihre Aufgabe erfüllen kann, muss jemand darauf drücken.
Sie entscheidet oft über Sieg oder Niederlage
Lösung: Stoppuhr

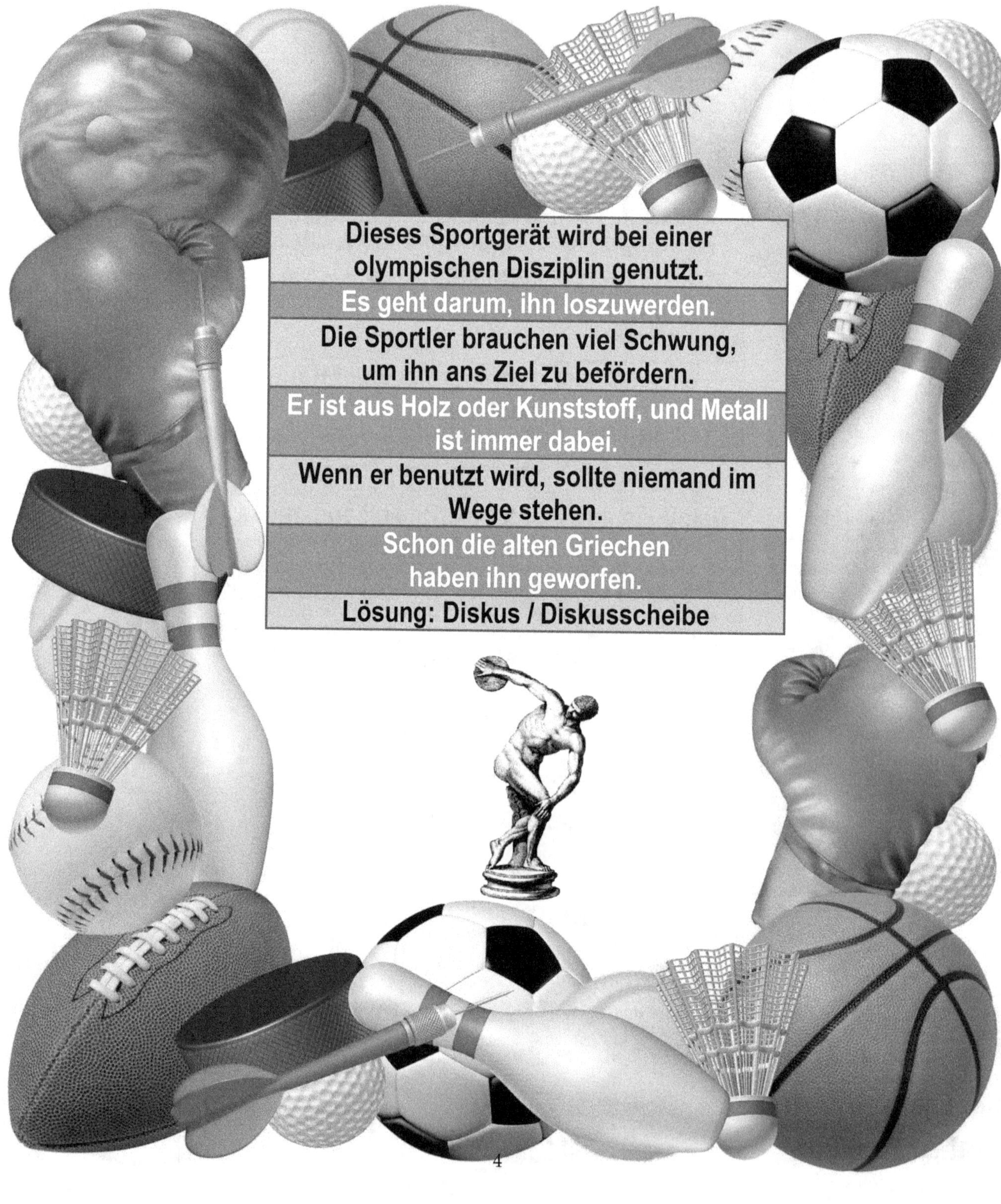

Dieses Sportgerät wird bei einer olympischen Disziplin genutzt.
Es geht darum, ihn loszuwerden.
Die Sportler brauchen viel Schwung, um ihn ans Ziel zu befördern.
Er ist aus Holz oder Kunststoff, und Metall ist immer dabei.
Wenn er benutzt wird, sollte niemand im Wege stehen.
Schon die alten Griechen haben ihn geworfen.
Lösung: Diskus / Diskusscheibe

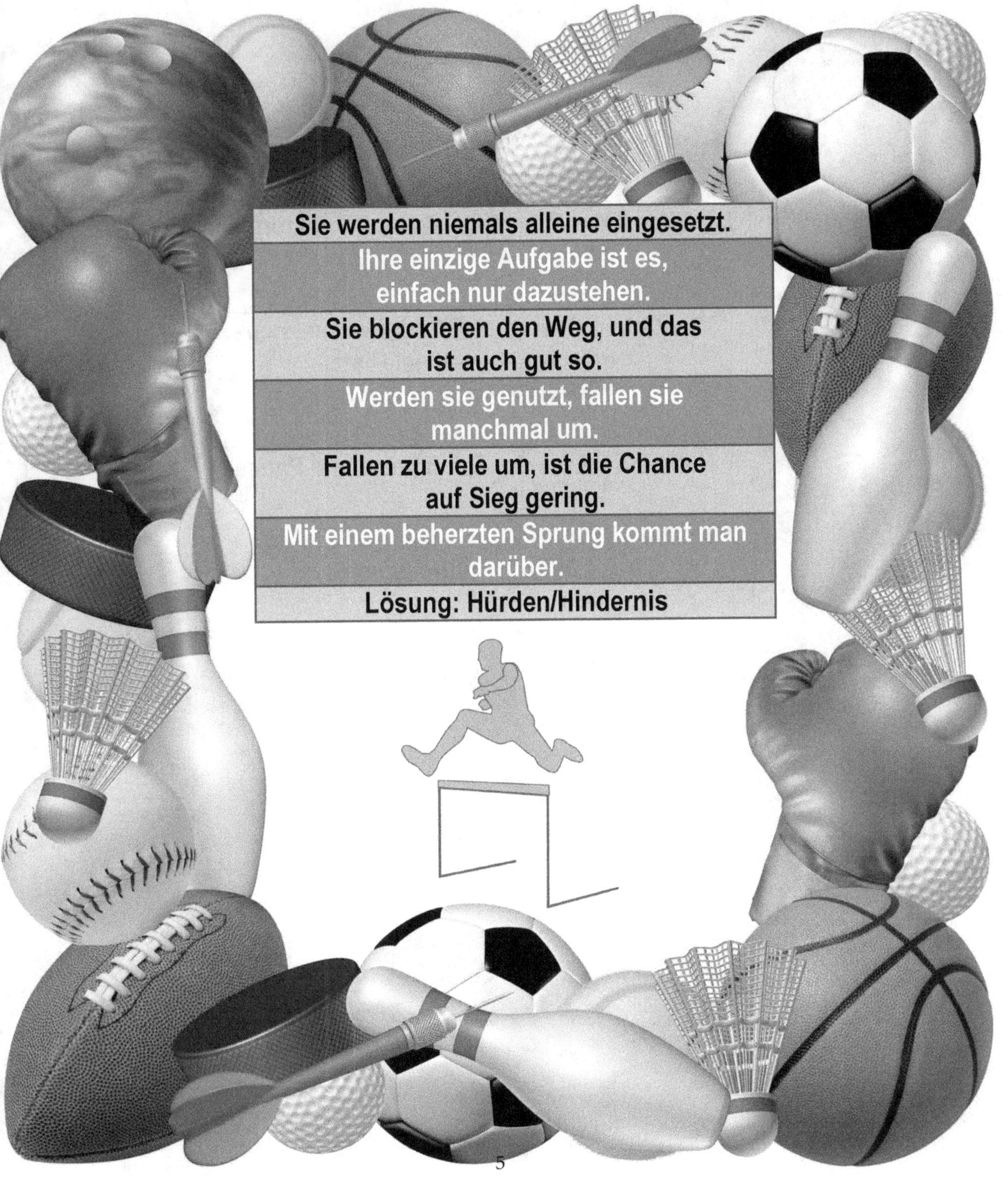

Sie werden niemals alleine eingesetzt.
Ihre einzige Aufgabe ist es,
einfach nur dazustehen.
Sie blockieren den Weg, und das
ist auch gut so.
Werden sie genutzt, fallen sie
manchmal um.
Fallen zu viele um, ist die Chance
auf Sieg gering.
Mit einem beherzten Sprung kommt man
darüber.
Lösung: Hürden/Hindernis

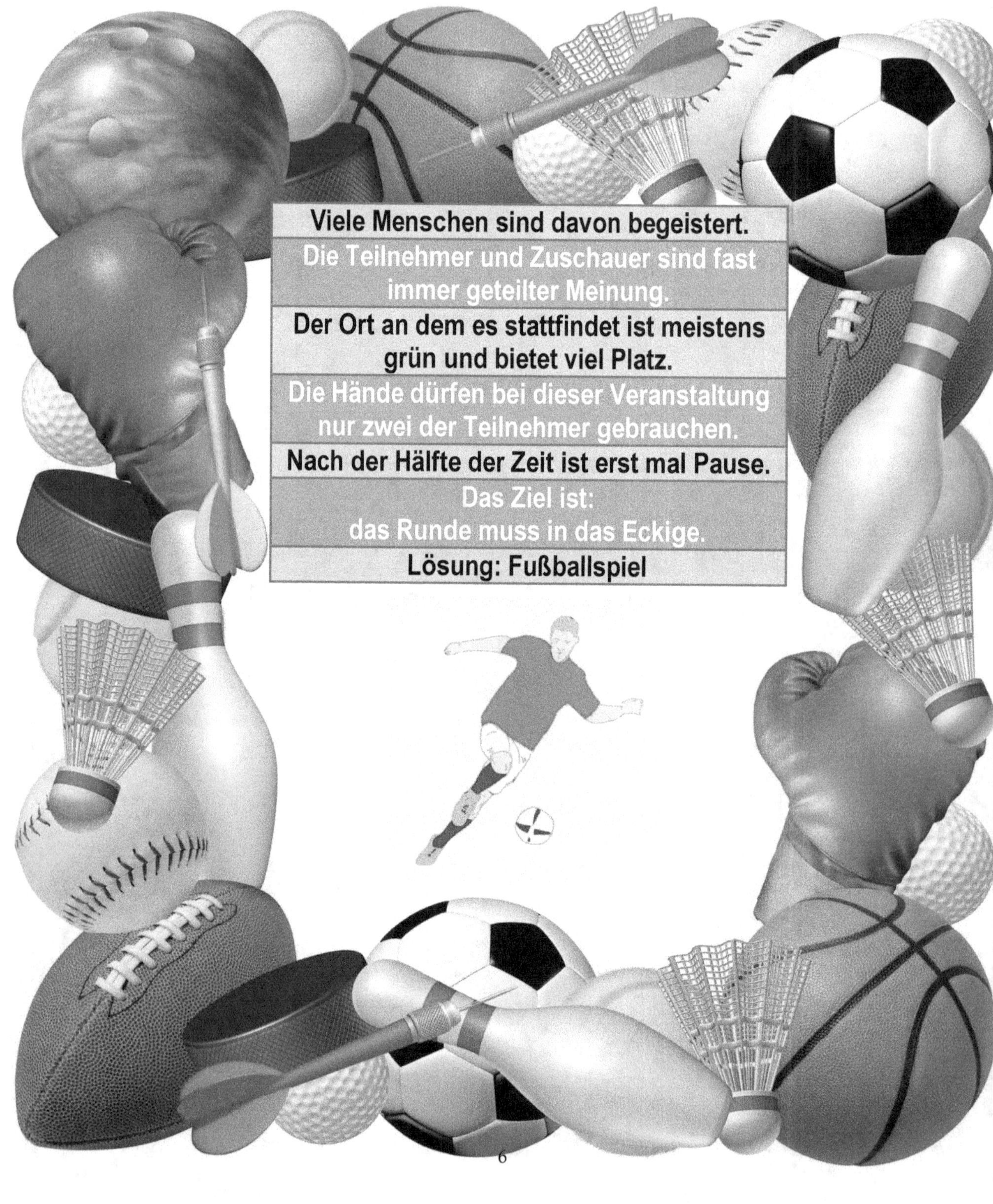

Viele Menschen sind davon begeistert.
Die Teilnehmer und Zuschauer sind fast immer geteilter Meinung.
Der Ort an dem es stattfindet ist meistens grün und bietet viel Platz.
Die Hände dürfen bei dieser Veranstaltung nur zwei der Teilnehmer gebrauchen.
Nach der Hälfte der Zeit ist erst mal Pause.
Das Ziel ist:
das Runde muss in das Eckige.
Lösung: Fußballspiel

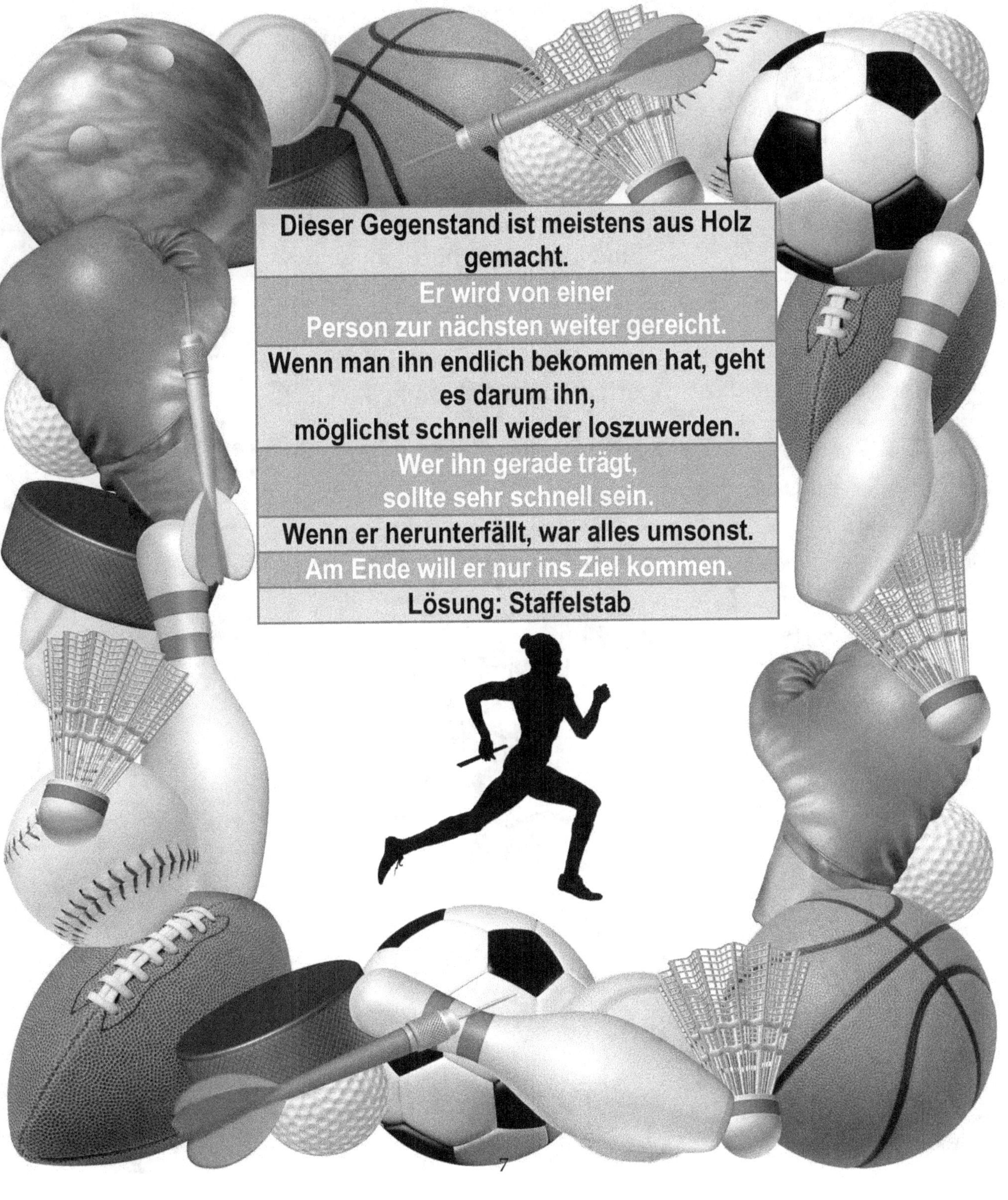

Dieser Gegenstand ist meistens aus Holz gemacht.
Er wird von einer
Person zur nächsten weiter gereicht.
Wenn man ihn endlich bekommen hat, geht es darum ihn,
möglichst schnell wieder loszuwerden.
Wer ihn gerade trägt,
sollte sehr schnell sein.
Wenn er herunterfällt, war alles umsonst.
Am Ende will er nur ins Ziel kommen.
Lösung: Staffelstab

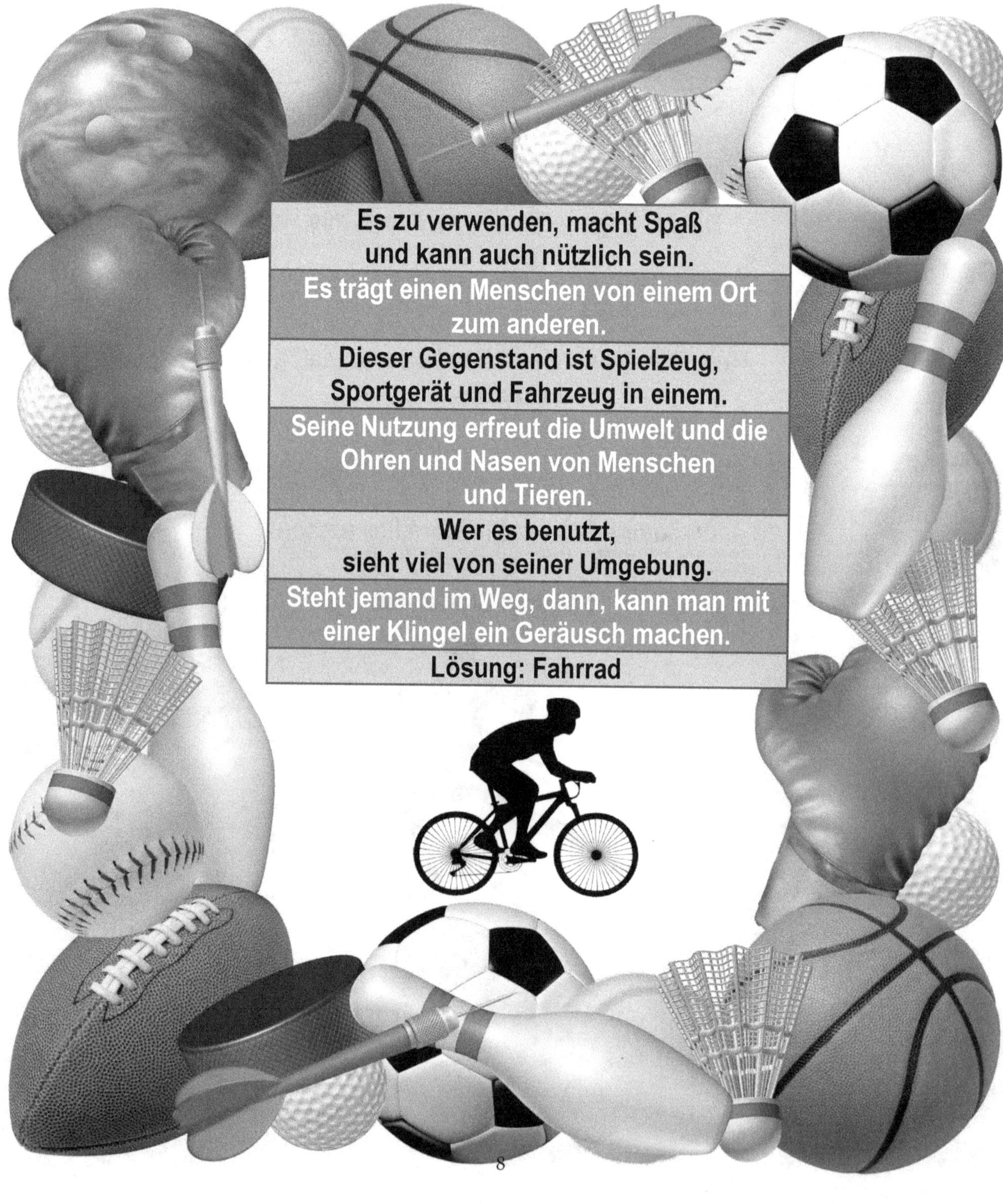

Es zu verwenden, macht Spaß
und kann auch nützlich sein.
Es trägt einen Menschen von einem Ort
zum anderen.
Dieser Gegenstand ist Spielzeug,
Sportgerät und Fahrzeug in einem.
Seine Nutzung erfreut die Umwelt und die
Ohren und Nasen von Menschen
und Tieren.
Wer es benutzt,
sieht viel von seiner Umgebung.
Steht jemand im Weg, dann, kann man mit
einer Klingel ein Geräusch machen.
Lösung: Fahrrad

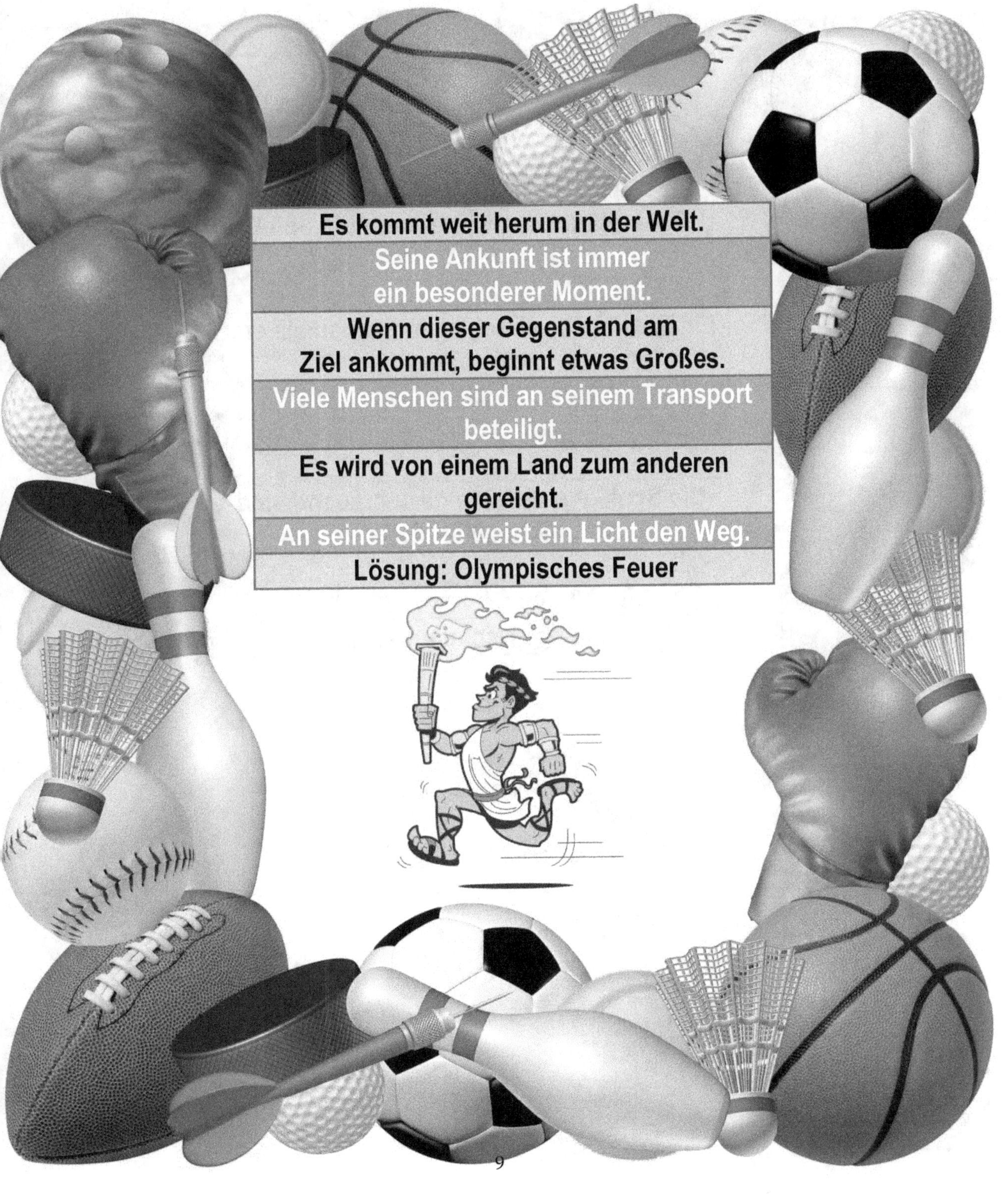


Es kommt weit herum in der Welt.
Seine Ankunft ist immer
ein besonderer Moment.
Wenn dieser Gegenstand am
Ziel ankommt, beginnt etwas Großes.
Viele Menschen sind an seinem Transport
beteiligt.
Es wird von einem Land zum anderen
gereicht.
An seiner Spitze weist ein Licht den Weg.
Lösung: Olympisches Feuer

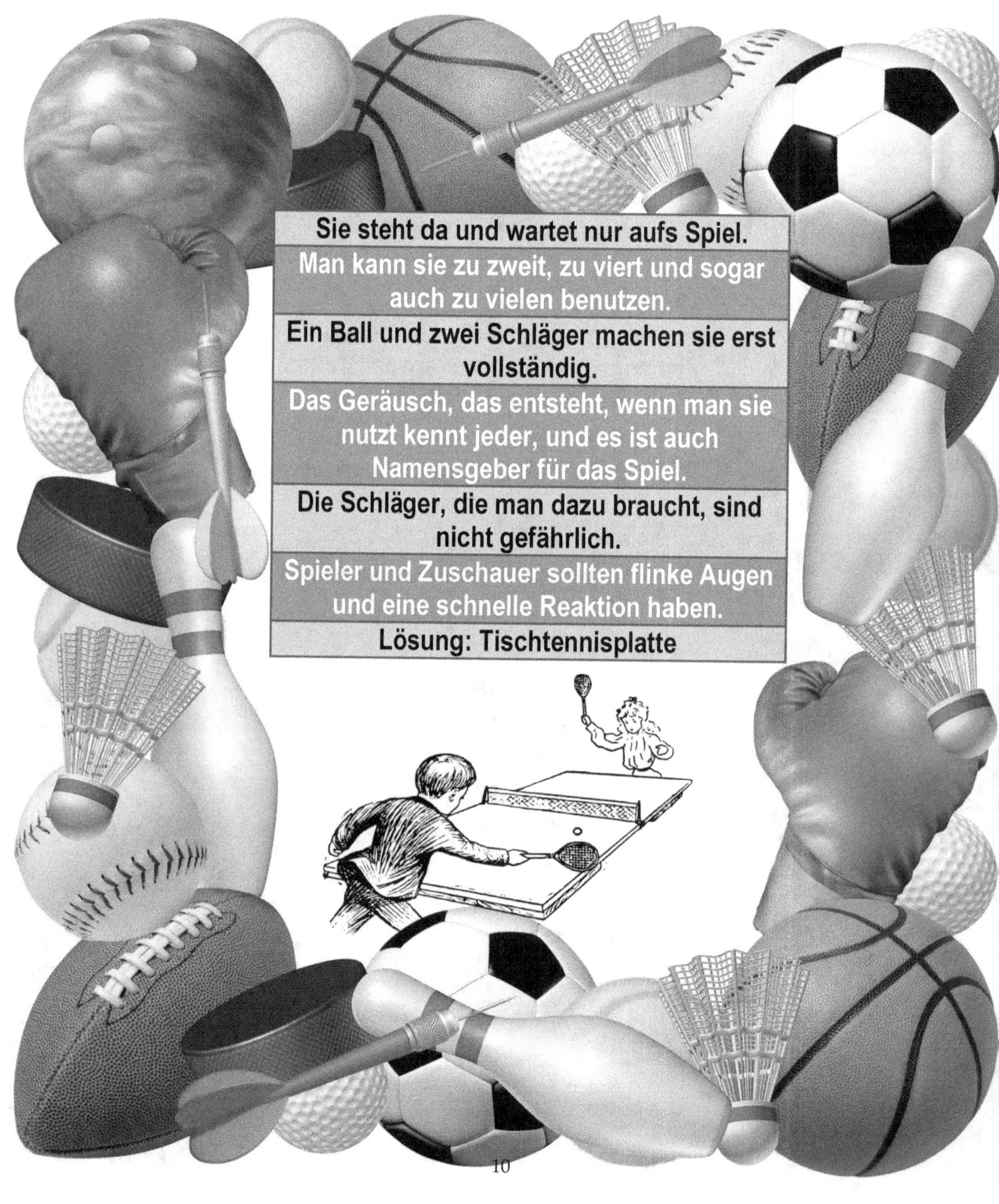

Sie steht da und wartet nur aufs Spiel.
Man kann sie zu zweit, zu viert und sogar auch zu vielen benutzen.
Ein Ball und zwei Schläger machen sie erst vollständig.
Das Geräusch, das entsteht, wenn man sie nutzt kennt jeder, und es ist auch Namensgeber für das Spiel.
Die Schläger, die man dazu braucht, sind nicht gefährlich.
Spieler und Zuschauer sollten flinke Augen und eine schnelle Reaktion haben.
Lösung: Tischtennisplatte

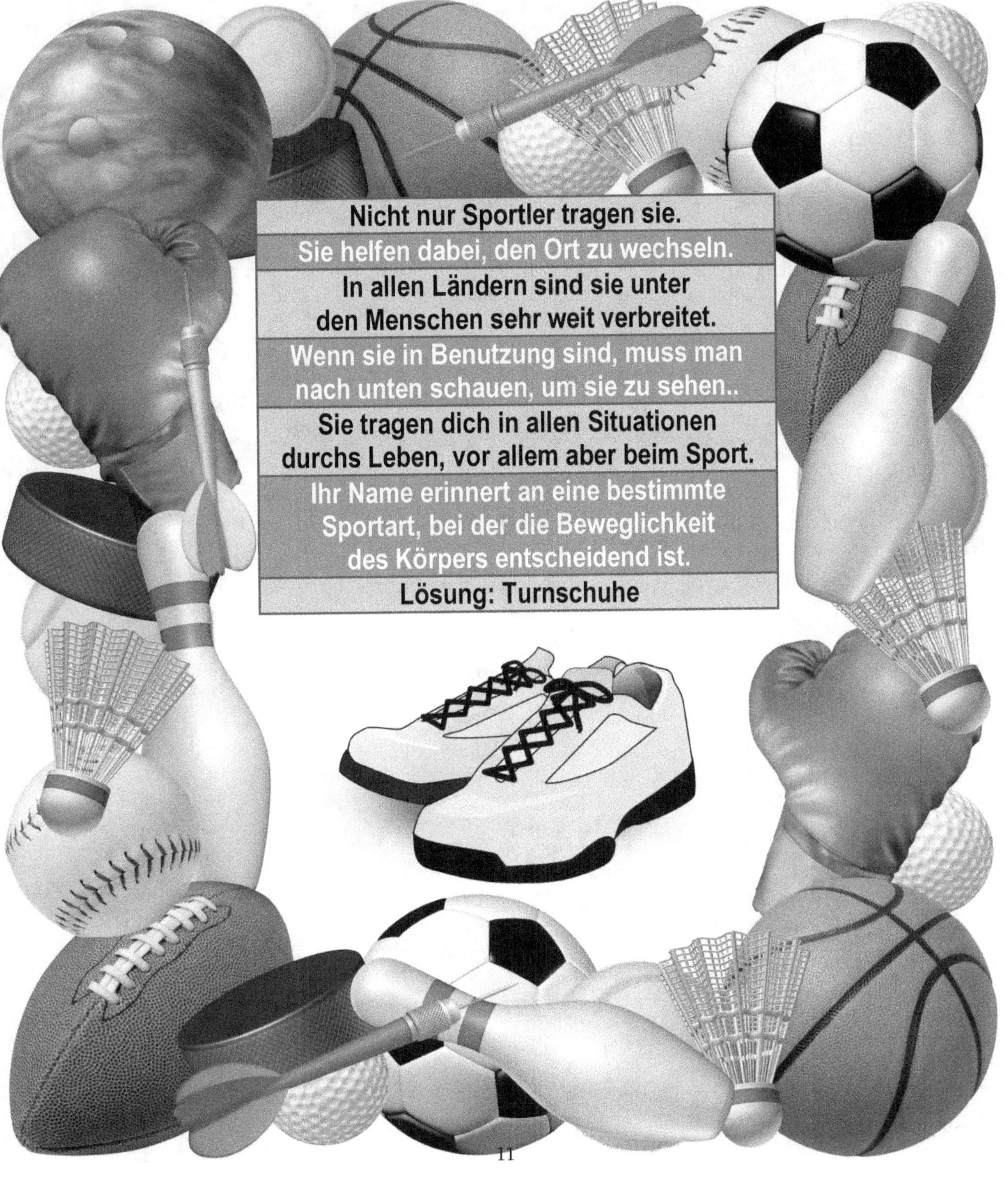

Nicht nur Sportler tragen sie.
Sie helfen dabei, den Ort zu wechseln.
In allen Ländern sind sie unter
den Menschen sehr weit verbreitet.
Wenn sie in Benutzung sind, muss man
nach unten schauen, um sie zu sehen..
Sie tragen dich in allen Situationen
durchs Leben, vor allem aber beim Sport.
Ihr Name erinnert an eine bestimmte
Sportart, bei der die Beweglichkeit
des Körpers entscheidend ist.
Lösung: Turnschuhe

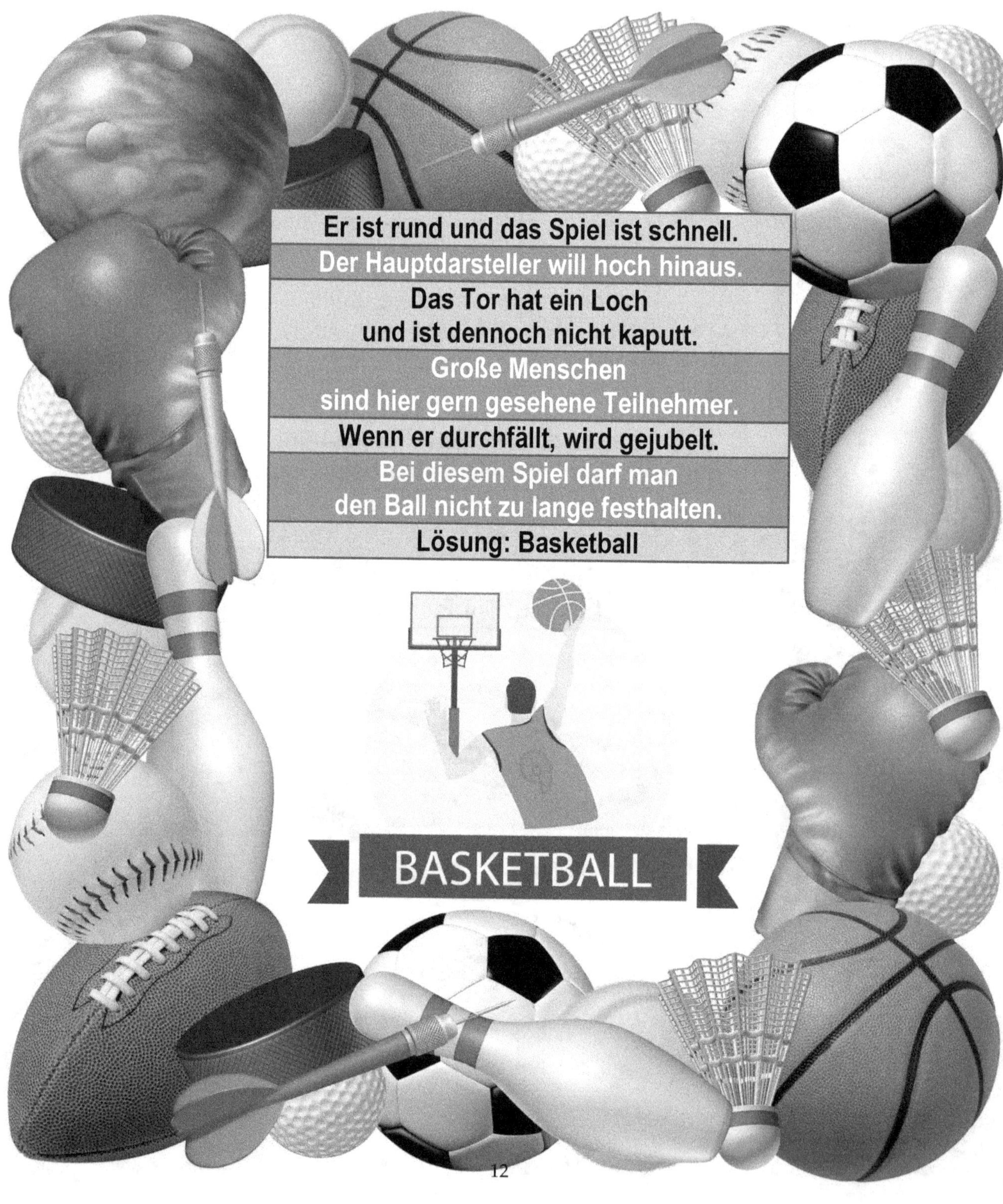

Er ist rund und das Spiel ist schnell.
Der Hauptdarsteller will hoch hinaus.
Das Tor hat ein Loch
und ist dennoch nicht kaputt.
Große Menschen
sind hier gern gesehene Teilnehmer.
Wenn er durchfällt, wird gejubelt.
Bei diesem Spiel darf man
den Ball nicht zu lange festhalten.
Lösung: Basketball
BASKETBALL

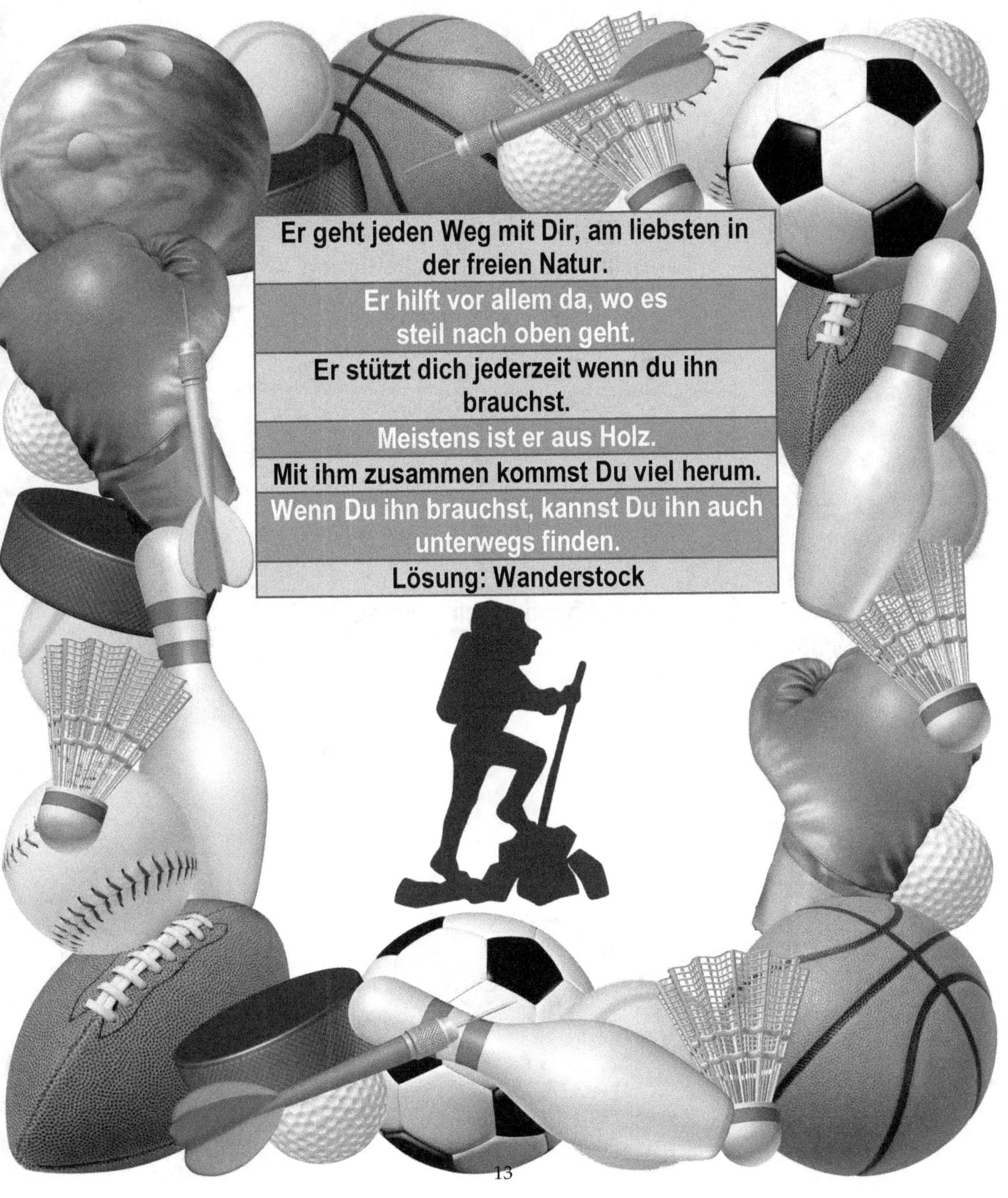

Er geht jeden Weg mit Dir, am liebsten in der freien Natur.
Er hilft vor allem da, wo es steil nach oben geht.
Er stützt dich jederzeit wenn du ihn brauchst.
Meistens ist er aus Holz.
Mit ihm zusammen kommst Du viel herum.
Wenn Du ihn brauchst, kannst Du ihn auch unterwegs finden.
Lösung: Wanderstock

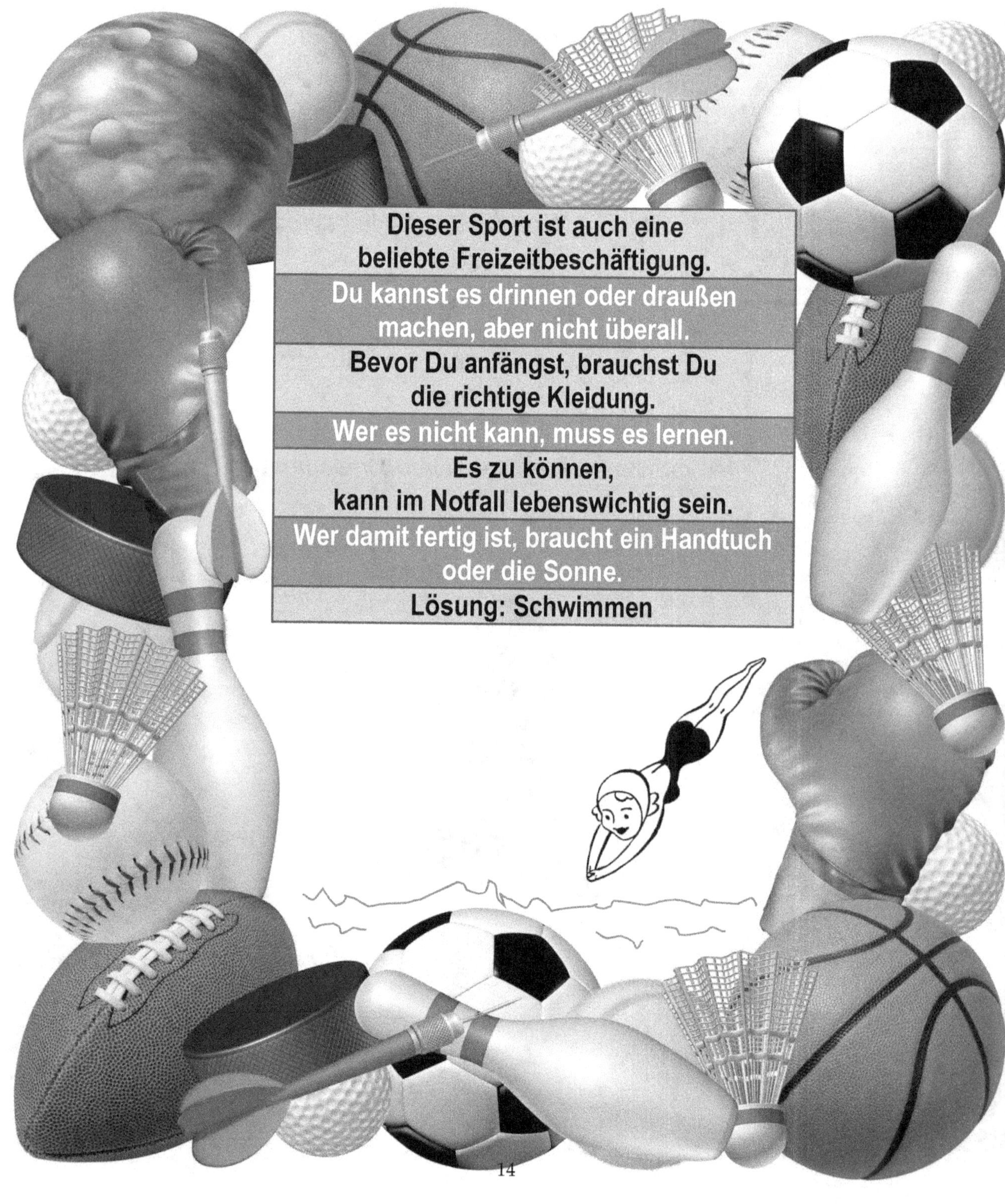

Dieser Sport ist auch eine
beliebte Freizeitbeschäftigung.
Du kannst es drinnen oder draußen
machen, aber nicht überall.
Bevor Du anfängst, brauchst Du
die richtige Kleidung.
Wer es nicht kann, muss es lernen.
Es zu können,
kann im Notfall lebenswichtig sein.
Wer damit fertig ist, braucht ein Handtuch
oder die Sonne.
Lösung: Schwimmen

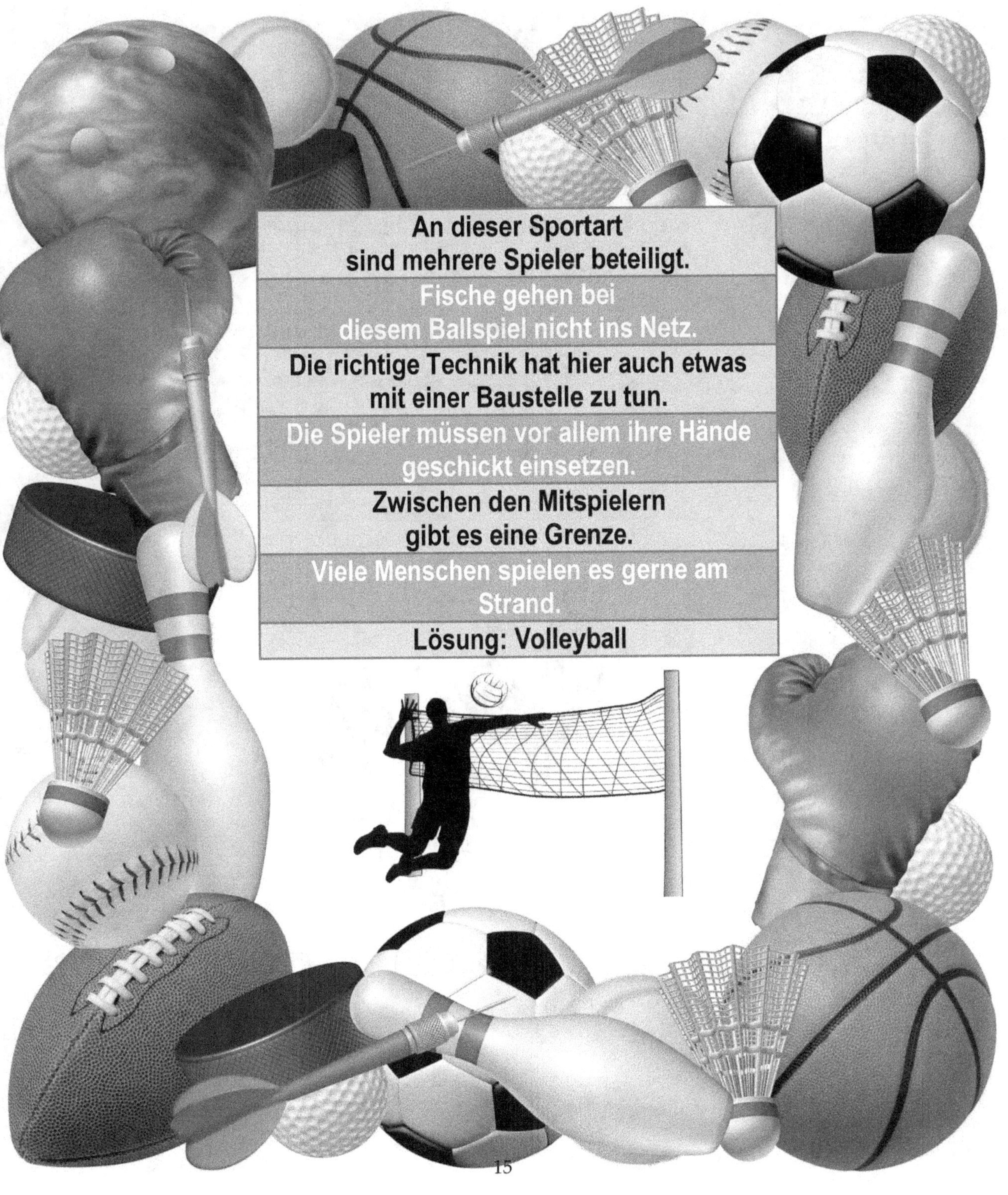


An dieser Sportart
sind mehrere Spieler beteiligt.
Fische gehen bei
diesem Ballspiel nicht ins Netz.
Die richtige Technik hat hier auch etwas
mit einer Baustelle zu tun.
Die Spieler müssen vor allem ihre Hände
geschickt einsetzen.
Zwischen den Mitspielern
gibt es eine Grenze.
Viele Menschen spielen es gerne am
Strand.
Lösung: Volleyball

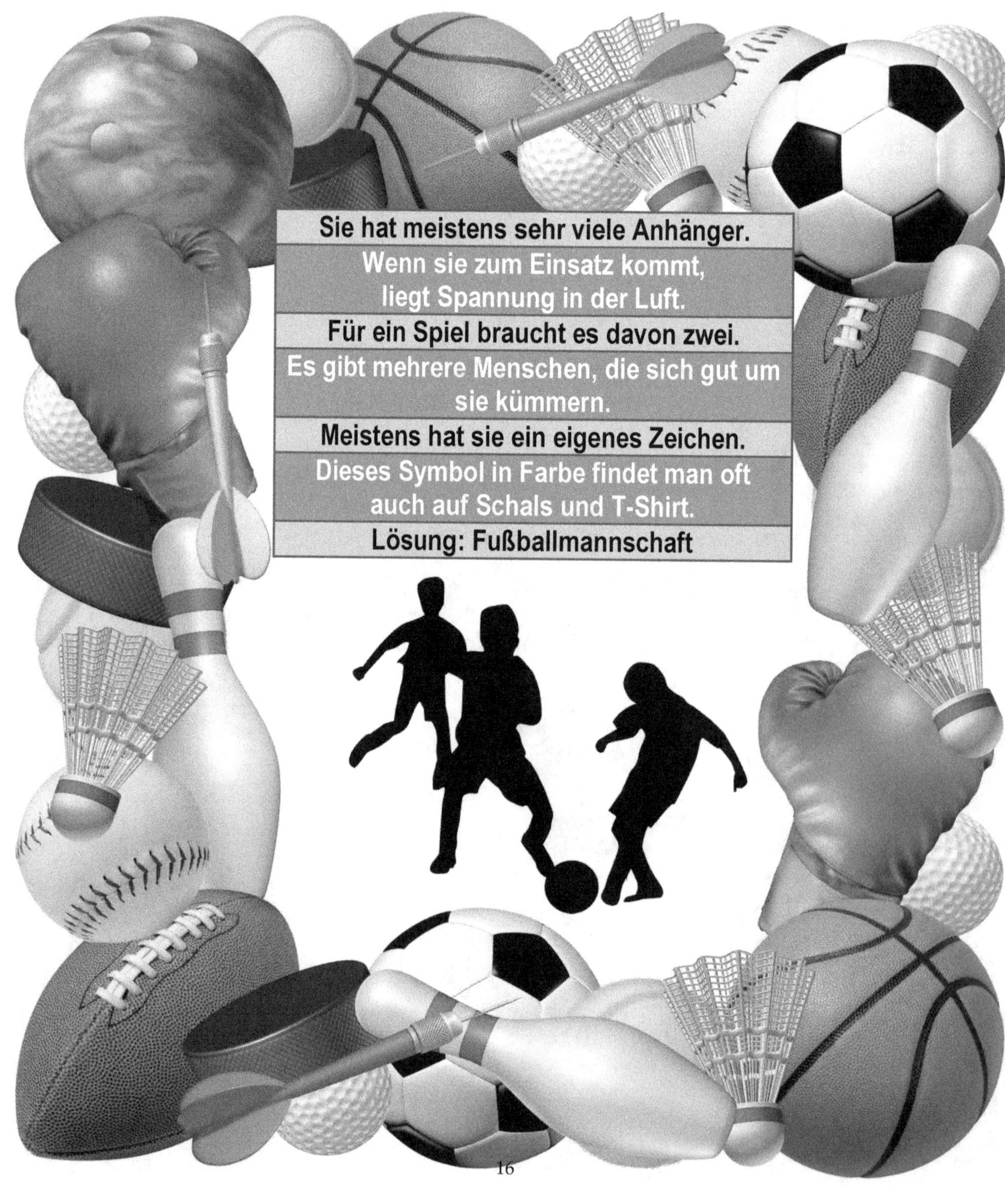

Sie hat meistens sehr viele Anhänger.
Wenn sie zum Einsatz kommt,
liegt Spannung in der Luft.
Für ein Spiel braucht es davon zwei.
Es gibt mehrere Menschen, die sich gut um
sie kümmern.
Meistens hat sie ein eigenes Zeichen.
Dieses Symbol in Farbe findet man oft
auch auf Schals und T-Shirt.
Lösung: Fußballmannschaft

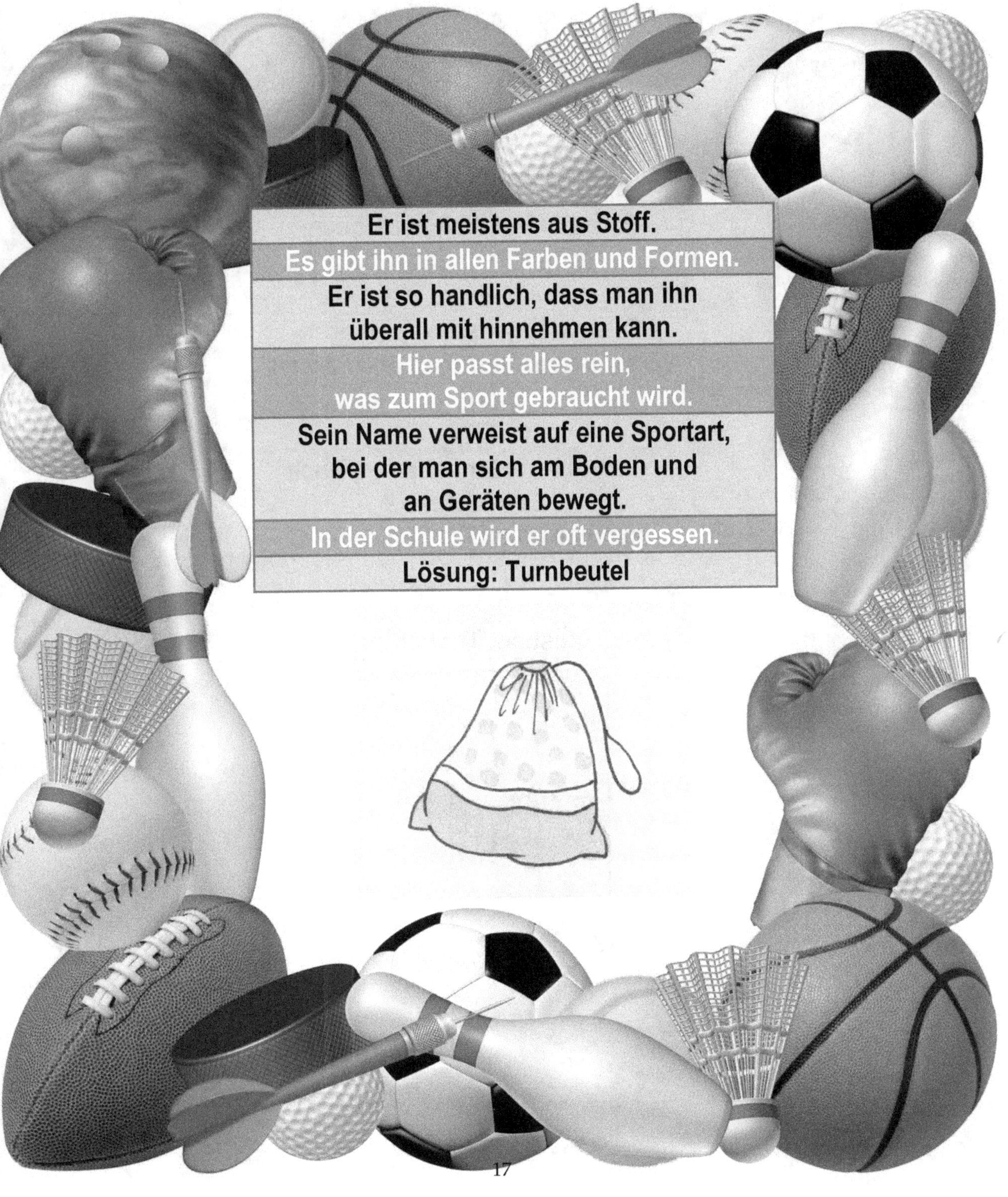

Er ist meistens aus Stoff.
Es gibt ihn in allen Farben und Formen.
Er ist so handlich, dass man ihn
überall mit hinnehmen kann.
Hier passt alles rein,
was zum Sport gebraucht wird.
Sein Name verweist auf eine Sportart,
bei der man sich am Boden und
an Geräten bewegt.
In der Schule wird er oft vergessen.
Lösung: Turnbeutel

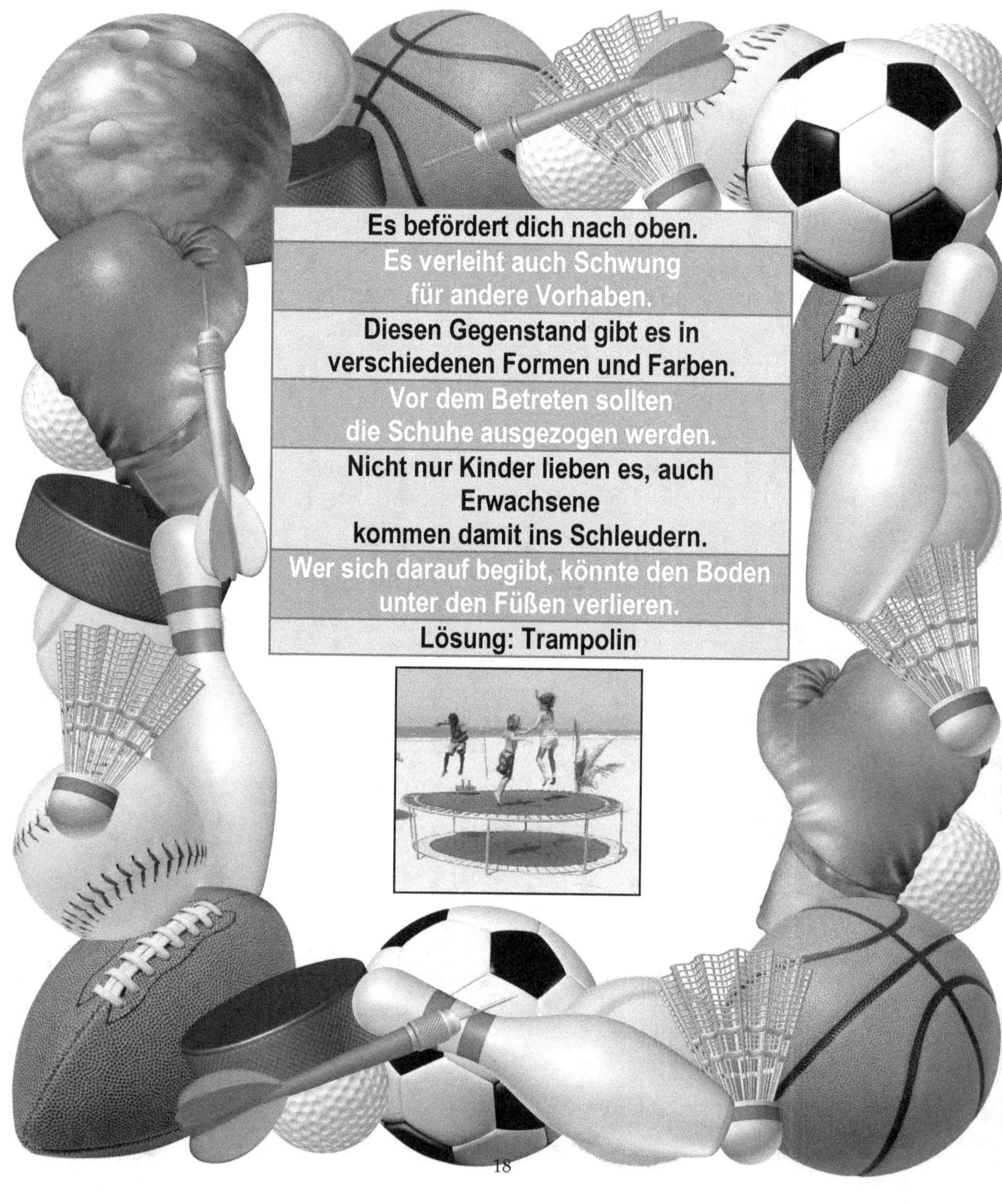
Es befördert dich nach oben.
Es verleiht auch Schwung
für andere Vorhaben.
Diesen Gegenstand gibt es in
verschiedenen Formen und Farben.
Vor dem Betreten sollten
die Schuhe ausgezogen werden.
Nicht nur Kinder lieben es, auch
Erwachsene
kommen damit ins Schleudern.
Wer sich darauf begibt, könnte den Boden
unter den Füßen verlieren.
Lösung: Trampolin

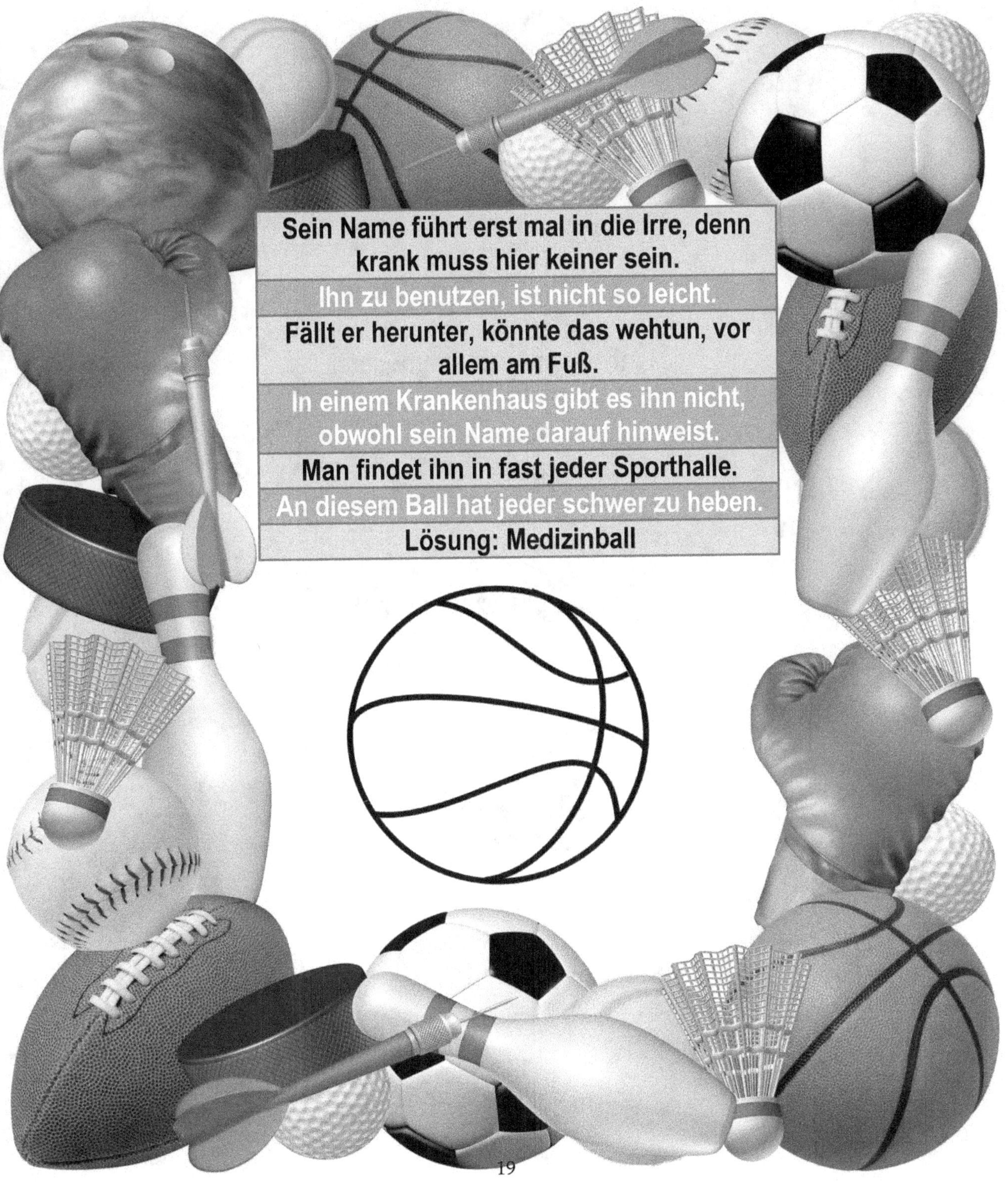


Sein Name führt erst mal in die Irre, denn krank muss hier keiner sein.
Ihn zu benutzen, ist nicht so leicht.
Fällt er herunter, könnte das wehtun, vor allem am Fuß.
In einem Krankenhaus gibt es ihn nicht, obwohl sein Name darauf hinweist.
Man findet ihn in fast jeder Sporthalle.
An diesem Ball hat jeder schwer zu heben.
Lösung: Medizinball

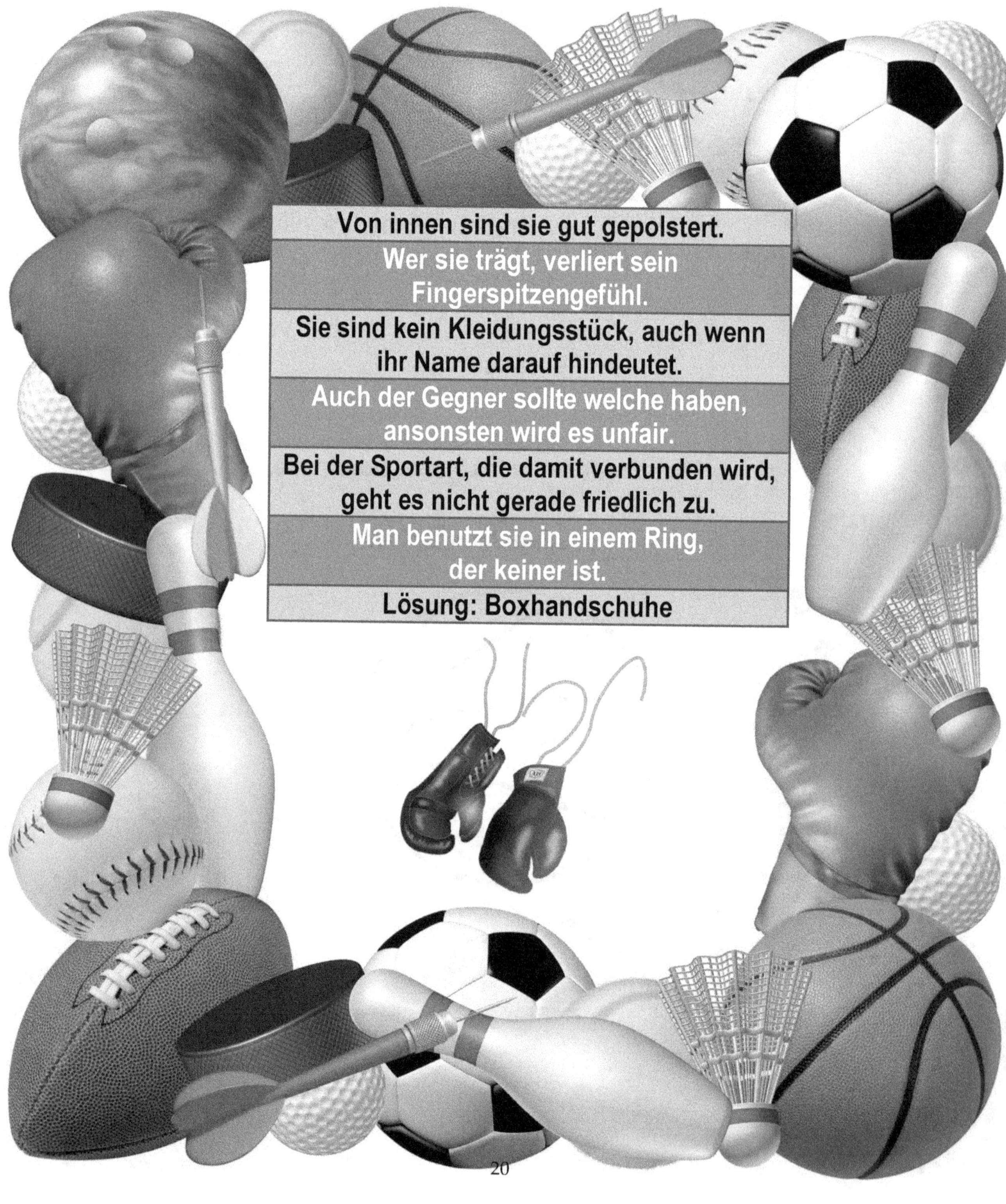

Von innen sind sie gut gepolstert.
Wer sie trägt, verliert sein Fingerspitzengefühl.
Sie sind kein Kleidungsstück, auch wenn ihr Name darauf hindeutet.
Auch der Gegner sollte welche haben, ansonsten wird es unfair.
Bei der Sportart, die damit verbunden wird, geht es nicht gerade friedlich zu.
Man benutzt sie in einem Ring, der keiner ist.
Lösung: Boxhandschuhe

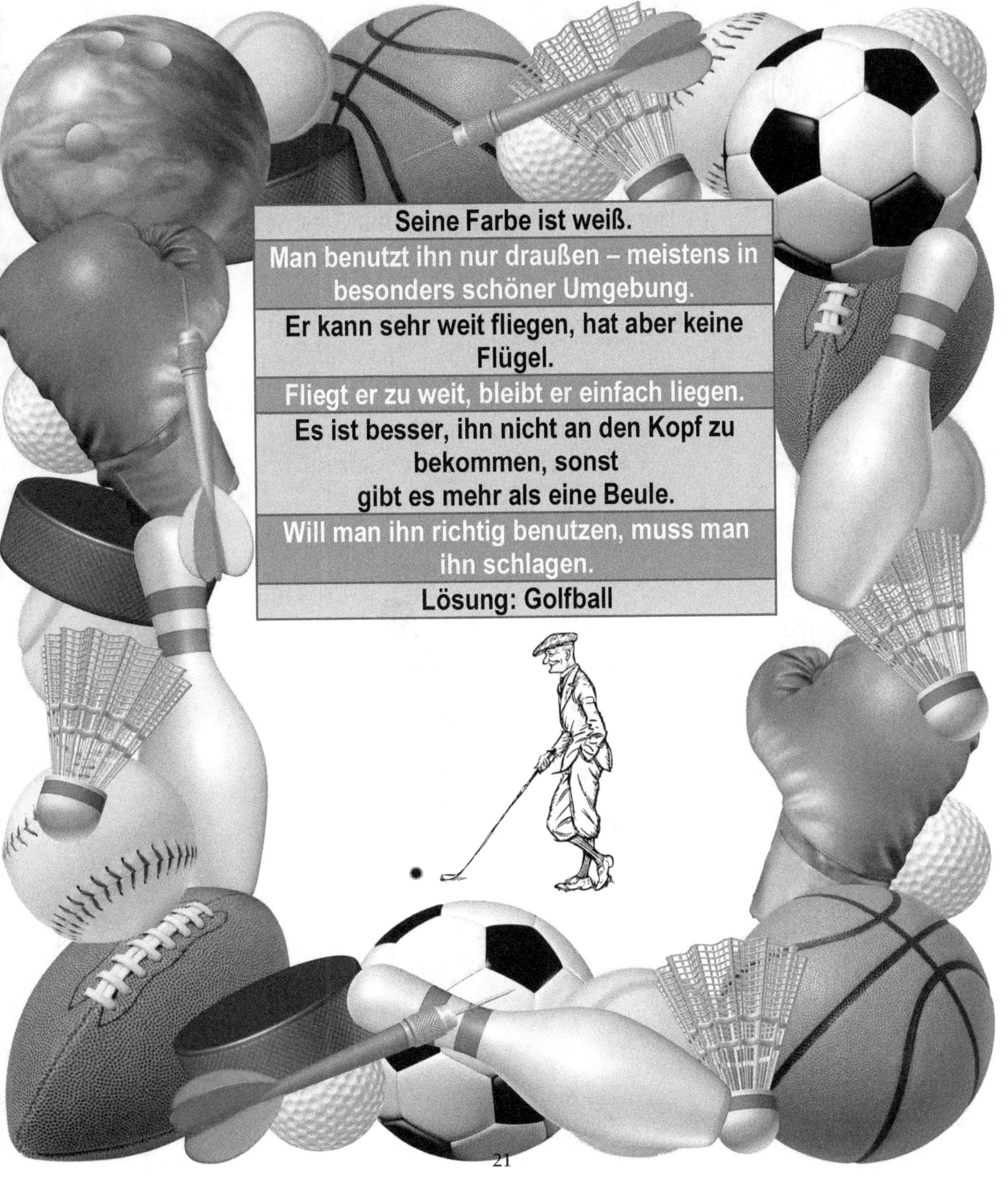

Seine Farbe ist weiß.
Man benutzt ihn nur draußen – meistens in besonders schöner Umgebung.
Er kann sehr weit fliegen, hat aber keine Flügel.
Fliegt er zu weit, bleibt er einfach liegen.
Es ist besser, ihn nicht an den Kopf zu bekommen, sonst gibt es mehr als eine Beule.
Will man ihn richtig benutzen, muss man ihn schlagen.
Lösung: Golfball

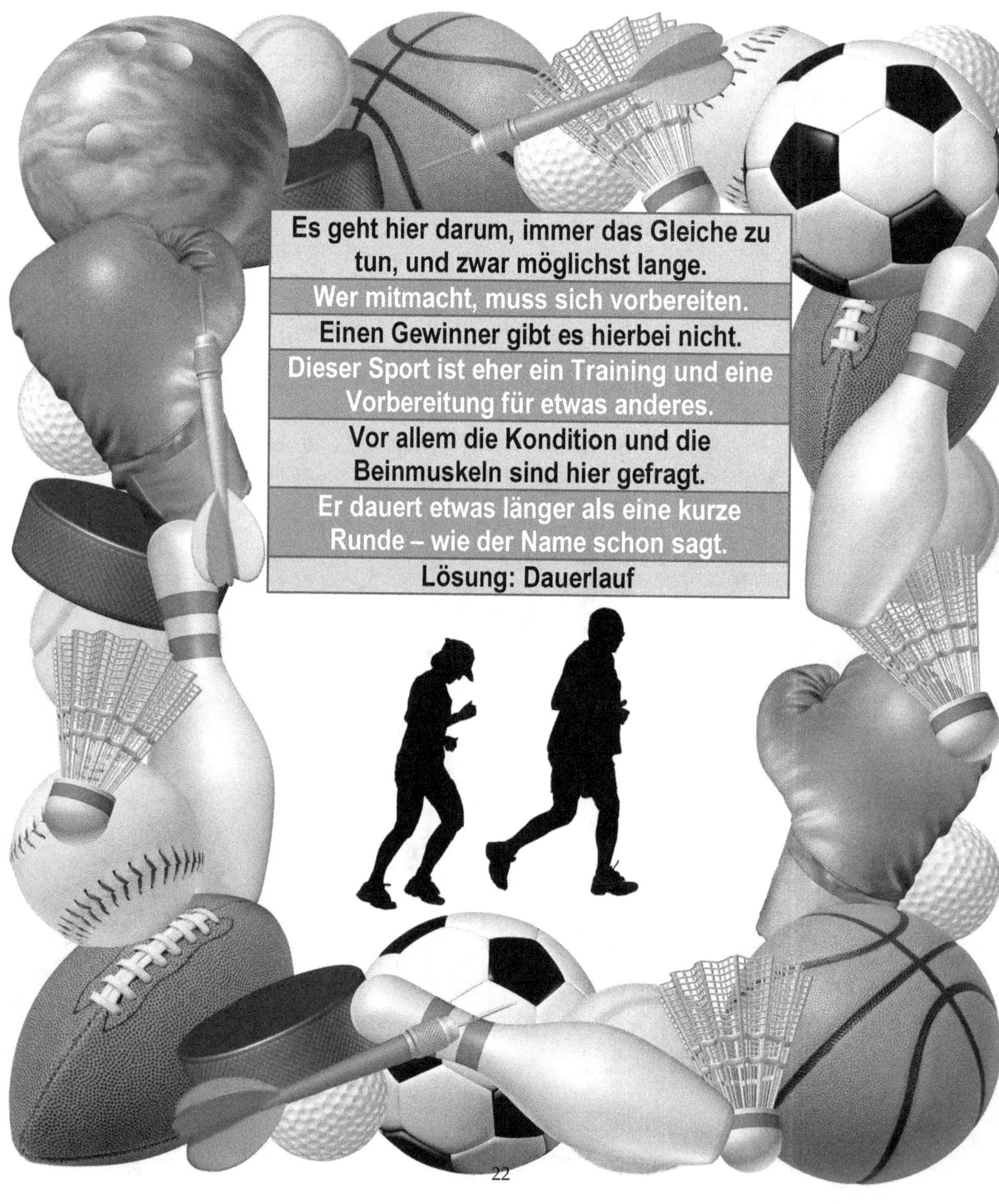

Es geht hier darum, immer das Gleiche zu tun, und zwar möglichst lange.
Wer mitmacht, muss sich vorbereiten.
Einen Gewinner gibt es hierbei nicht.
Dieser Sport ist eher ein Training und eine Vorbereitung für etwas anderes.
Vor allem die Kondition und die Beinmuskeln sind hier gefragt.
Er dauert etwas länger als eine kurze Runde – wie der Name schon sagt.
Lösung: Dauerlauf

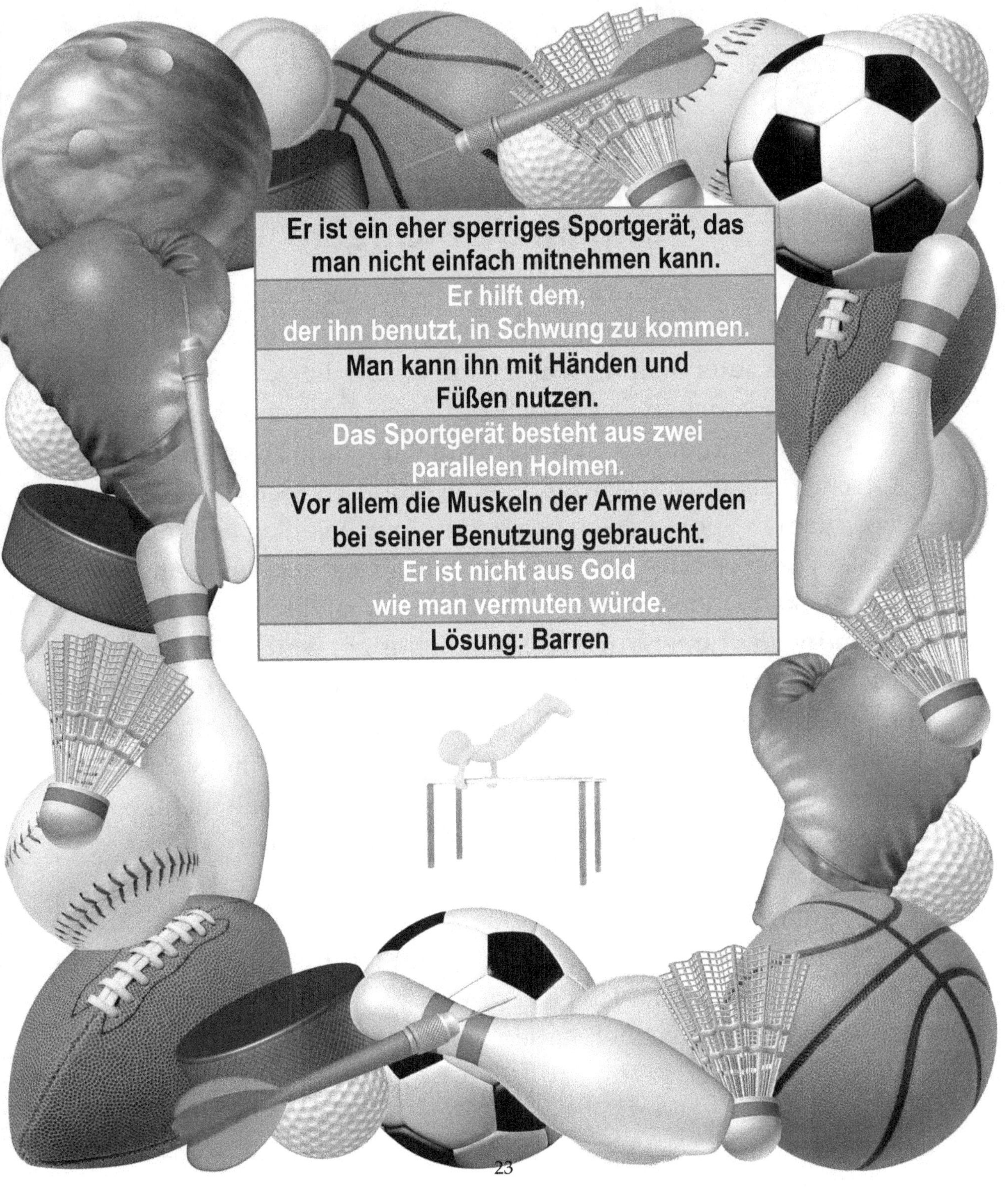

Er ist ein eher sperriges Sportgerät, das man nicht einfach mitnehmen kann.
Er hilft dem, der ihn benutzt, in Schwung zu kommen.
Man kann ihn mit Händen und Füßen nutzen.
Das Sportgerät besteht aus zwei parallelen Holmen.
Vor allem die Muskeln der Arme werden bei seiner Benutzung gebraucht.
Er ist nicht aus Gold wie man vermuten würde.
Lösung: Barren

# Ein bewunderter Held am Reck und an den Ringen

Das war, als ich noch ein junger Bursche war, ungefähr dreizehn Jahre alt. Ich war damals auf dem Gymnasium. Ein besonders guter Schüler war ich nicht, aber ich kam so durch. Ganz gut war ich in Deutsch. Sogar meine Mitschülerinnen und Mitschüler wunderten sich manchmal über die Aufsätze und Geschichten, die ich schrieb. Gar nicht gut war ich in Latein und vor allem in Sport. Gleich neben der Sporthalle lag ein Fußball-platz. Wenn wir dort Fußball spielten, schoben mich meine Klassenkameraden meistens zur Seite und stellten mich irgendwo im hinteren Teil des Spielfelds ab, weil sie wussten, dass ich im Mittelfeld oder ganz vorne nur Unheil anrichten würde. Mir war es egal, weil ich mit Sport so oder so nichts am Hut hatte, und mit Fußball schon gar nichts. Das klingt sicher merkwürdig, aber es gibt halt Jungs, die mit Fußball nichts anfangen können, und ich war immer einer von ihnen. Das hat sich bis heute nicht geändert. Ich hatte im Turnen trotzdem immer ganz gute Noten, mal eine Zwei, mal eine Drei. Schlechter jedenfalls nie, wenn ich mich richtig erinnere. Das lag sicher daran, dass ich ganz gut im Weitspringen war. Ich konnte auch sehr schnell laufen, vor allem, wenn es ums Weglaufen ging.

Mit meiner Abneigung gegen Sport aller Art war etwas Eigenartiges verbunden. Ich mochte meinen Sportlehrer, den wir mehrere Jahre lang hatten, sehr. Das war ein relativ alter Mann. Für einen Dreizehnjährigen sind natürlich alle über dreißig alt. Wahrscheinlich stand er damals aber schon kurz vor der Pension. Er war ein drahtiger Typ, der wie aus einer anderen Zeit zu stammen schien. Turnvater Jahn und so weiter. Manchmal hatte ich den Eindruck, seine Muskeln seien aus Stahl. Wenn wir in der Halle turnten und die Stunde entweder noch nicht angefangen hatte oder gerade zu Ende war, beobachtete ich ihn oft, wie er sich am Reck um die Stange schwang und die tollsten Übungen machte. Kleine Welle, große Welle – er konnte alles, und es war ihm keine Anstrengung anzumerken. Aber noch viel mehr bewunderte ich ihn, wenn er zu den Ringen hinaufsprang, Schwung nahm, vor und zurück durch die halbe Halle hin und her schwang und dann, wenn er genug Schwung hatte, die in meinen Augen irrwitzigsten Kunststücke vollbrachte. Ich begriff nie, wie ein Mensch so etwas machen kann, während er zwischen zwei Seilen hängt. Für mich war dieser Mann ein Magier. Dass ich so etwas wie dieser Mann nie können würde, war mir schnell klar, und ich sah ihm oft verstohlen zu, während die anderen längst in die Umkleide verschwunden waren.

Längere Zeit hatte ich den Eindruck, dass auch er seinerseits mich ein wenig mochte. Er behandelte mich jedenfalls gut und fast ein wenig väterlich, obwohl er natürlich sah, dass ich kein Hoffnungsträger in seinem Fach war. Manchmal meinte ich, er sah es mir nach, vielleicht sogar mit einem Augenzwinkern. Gleichzeitig konnte er ziemlich ruppig sein, auch mir gegenüber, beispielsweise wenn es ans Barrenturnen ging. Woran es lag, weiß ich nicht, aber ich weiß noch sehr gut, dass sich mir, wenn ich mich an den Holmen hoch stoßen wollte, oft der Brustkorb zusammendrückte, als wollten mir gleich die Rippen brechen. Ich war nicht gerade athletisch gebaut, aber doch so normal, wie es ein Junge in diesem Alter sein sollte. Trotzdem machte mich der Barren jedes Mal buchstäblich fertig und er verstand es nicht. Vielleicht wollte er es einfach nicht verstehen. Das eine oder andere Mal kam es zu teils komischen, teils für beide Seiten ärgerlichen Szenen. Was sollte er auch mit einer solchen sportlichen Nullnummer wie mir machen?

Dann kam an einem Tag ein Augenblick, für den ich mich heute noch schäme, und ich finde es erstaunlich, wie einem so etwas im Gedächtnis bleibt. Es war wieder einmal Fußball auf dem Platz draußen angesagt und ich hatte an diesem Tag wirklich keine Lust, mich wieder als der Versager vom Dienst abstempeln zu lassen. Kurz vor Beginn der Stunde lungerten wir alle am Spielfeldrand herum, hockten auf den Stangen an der Bande und warteten auf den Beginn. Kurz vorher hatte ich meinem so bewunderten Lehrer gesagt, ich könne heute nicht mitmachen, weil ich mich verletzt hätte. Er hatte es ohne Weiteres akzeptiert. Dann kam er aus der Halle – und sah mich auf der Bande herumturnen. Ich werde kaum jemals vergessen, wie er auf mich zugeschossen kam und mich, auf gut Deutsch zur Sau machte, weil er mich natürlich durchschaut hatte inklusive der Tatsache, dass ich ihn angelogen hatte. Kaum jemals in meinem Leben habe ich mich später noch einmal so geschämt wie in diesem Augenblick. Seine Achtung und seine Zuneigung hatte ich in diesem Moment deutlich erkennbar verspielt. Es hat mir leidgetan, damals und sogar bis heute. Leider habe ich ihn später nie mehr wiedergesehen, obwohl ich das eine oder andere Mal, als ich schon woanders war, dort vorbeigegangen bin und neugierig geguckt habe, ob ich ihn noch einmal sehen würde, und wenn es nur von Weitem wäre. Nein, ich sah ihn nicht mehr. Vielleicht war er ja inzwischen wirklich im Ruhestand. Es wird ihm schon nicht so gegangen sein wie meinem Geigenlehrer, der mich ein oder zwei Jahre erdulden musste. Er starb, wie ich gehört habe, wenig später. Ich hoffe, es lag nicht an mir. Auch in diesem Fall war ich jedenfalls vollkommen unbegabt. Eine einzelne Szene in Zusammenhang mit dem Sportunterricht ist mir noch in Erinnerung, die mich dann doch auch heute noch mit einiger Genugtuung erfüllt. Einer meiner Mitschüler triezte mich immer und immer wieder, besonders in der Umkleide der Turnhalle. Ich ertrug es lange stoisch, bis mir eines Tages der Kragen platzte. Als er mich wieder einmal piesackte, verlor ich die Fassung und schlug ihm meine Turnschuhe, die ich gerade   in der Hand hatte, mitten ins Gesicht. Er heulte auf vor Schmerz und hat mich später nie wieder belästigt.

Beide Vorkommnisse gereichen mir nicht gerade zur Ehre, ich gebe es gerne zu. Aber ich denke heute: Wenn einer etwas nicht kann, dann soll man ihn nicht dazu zwingen.

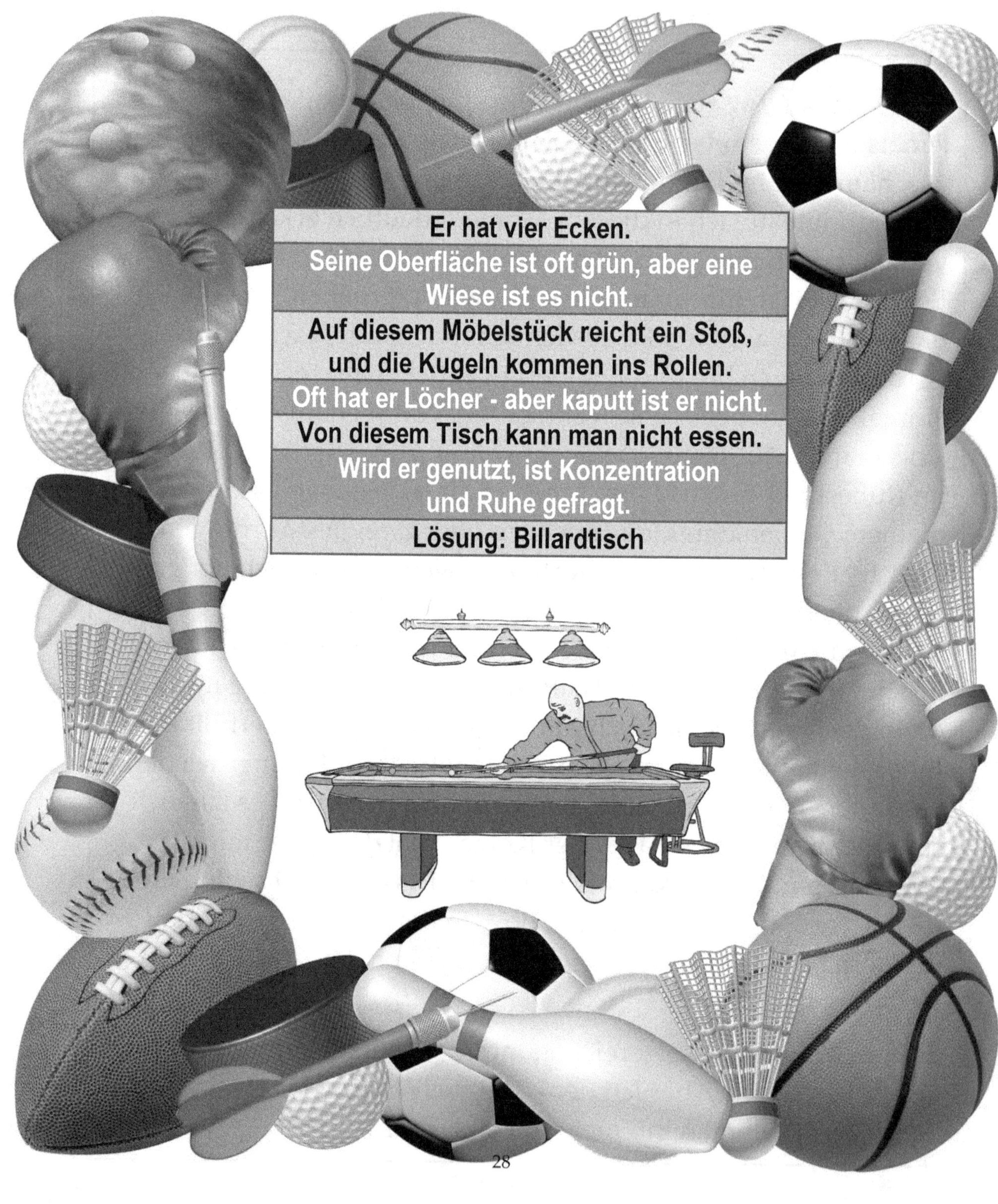


Er hat vier Ecken.
Seine Oberfläche ist oft grün, aber eine
Wiese ist es nicht.
Auf diesem Möbelstück reicht ein Stoß,
und die Kugeln kommen ins Rollen.
Oft hat er Löcher - aber kaputt ist er nicht.
Von diesem Tisch kann man nicht essen.
Wird er genutzt, ist Konzentration
und Ruhe gefragt.
Lösung: Billardtisch

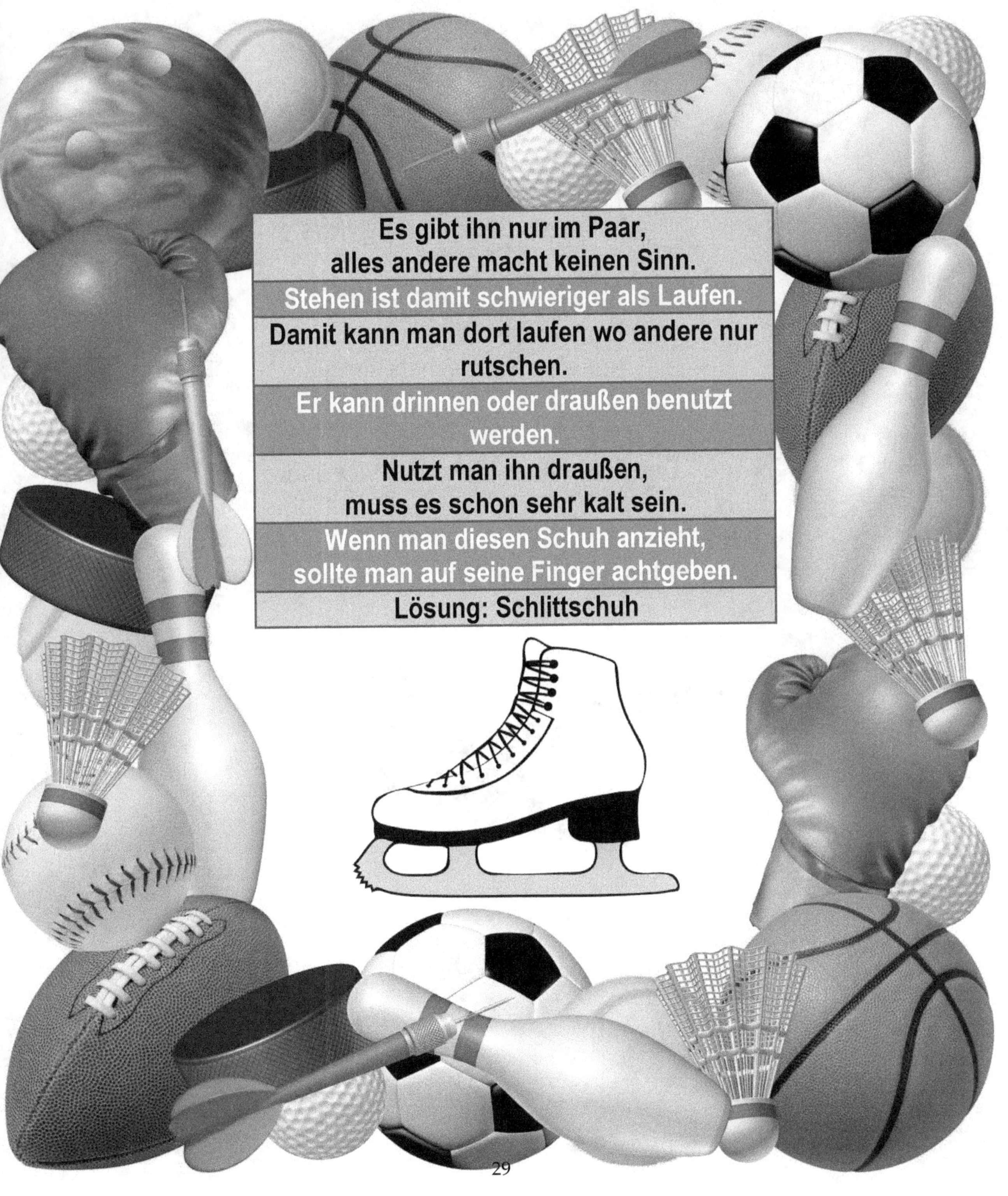

Es gibt ihn nur im Paar,
alles andere macht keinen Sinn.
Stehen ist damit schwieriger als Laufen.
Damit kann man dort laufen wo andere nur
rutschen.
Er kann drinnen oder draußen benutzt
werden.
Nutzt man ihn draußen,
muss es schon sehr kalt sein.
Wenn man diesen Schuh anzieht,
sollte man auf seine Finger achtgeben.
Lösung: Schlittschuh

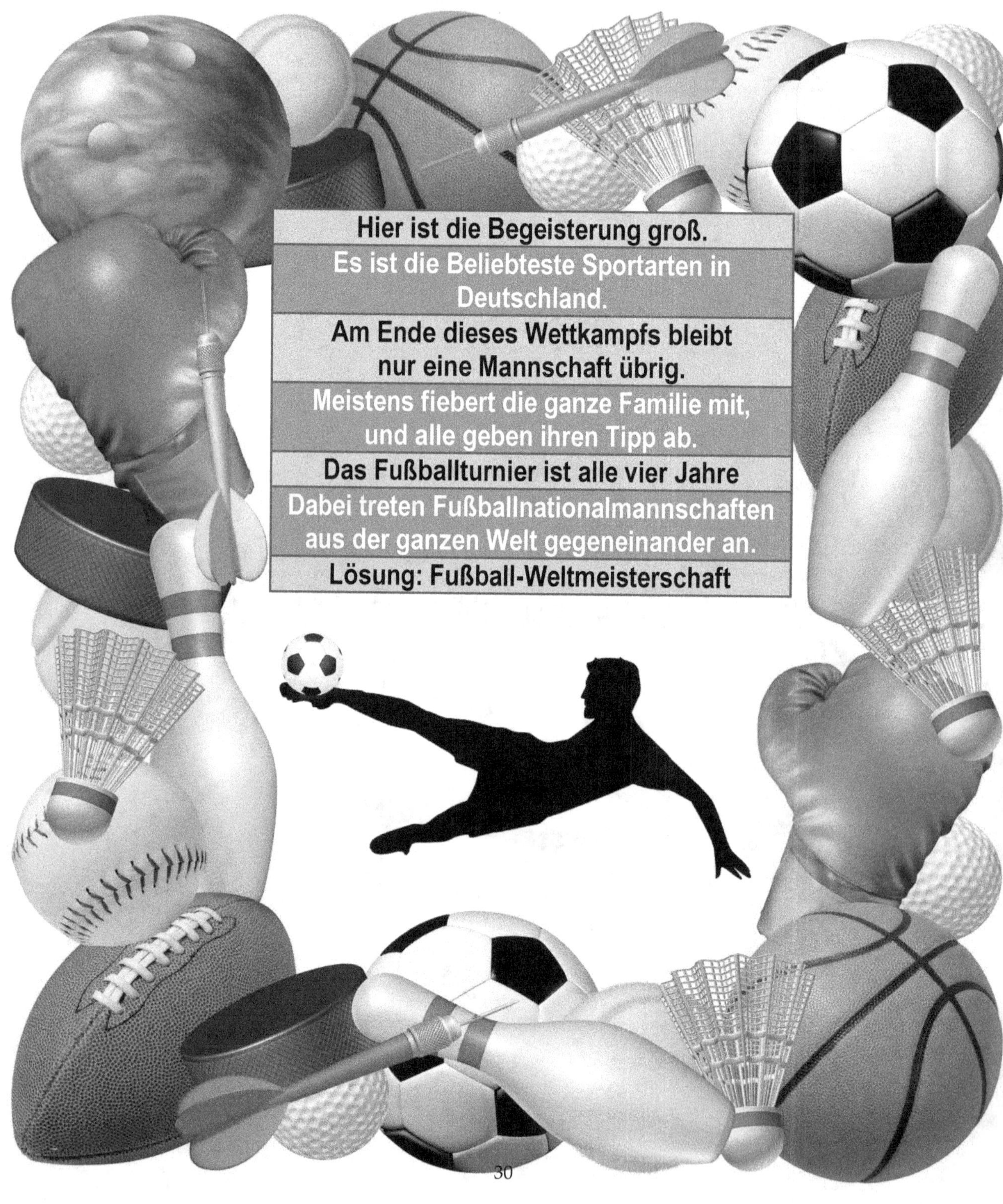

Hier ist die Begeisterung groß.
Es ist die Beliebteste Sportarten in Deutschland.
Am Ende dieses Wettkampfs bleibt nur eine Mannschaft übrig.
Meistens fiebert die ganze Familie mit, und alle geben ihren Tipp ab.
Das Fußballturnier ist alle vier Jahre
Dabei treten Fußballnationalmannschaften aus der ganzen Welt gegeneinander an.
Lösung: Fußball-Weltmeisterschaft

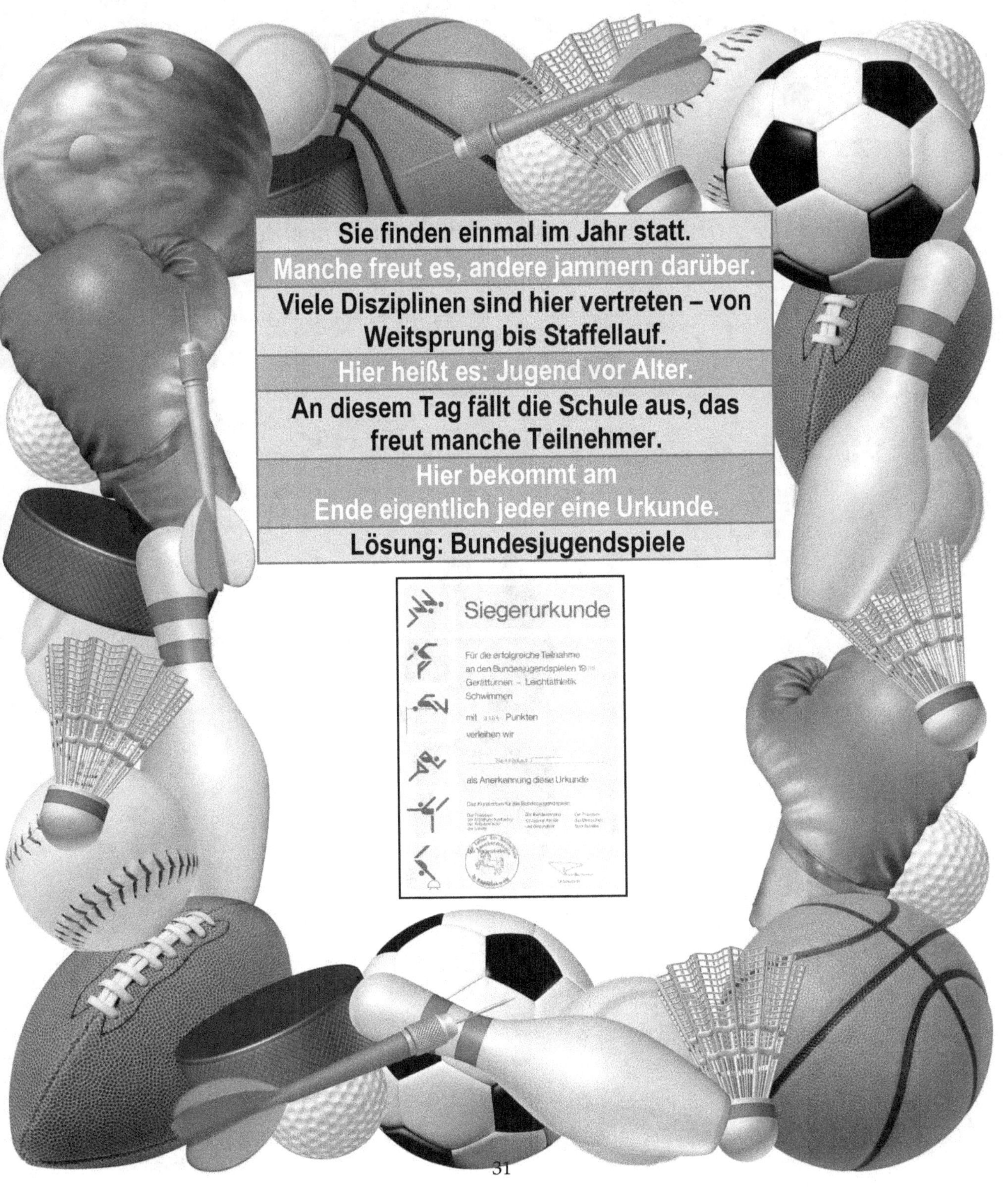

Sie finden einmal im Jahr statt.
Manche freut es, andere jammern darüber.
Viele Disziplinen sind hier vertreten – von
Weitsprung bis Staffellauf.
Hier heißt es: Jugend vor Alter.
An diesem Tag fällt die Schule aus, das
freut manche Teilnehmer.
Hier bekommt am
Ende eigentlich jeder eine Urkunde.
Lösung: Bundesjugendspiele

Siegerurkunde

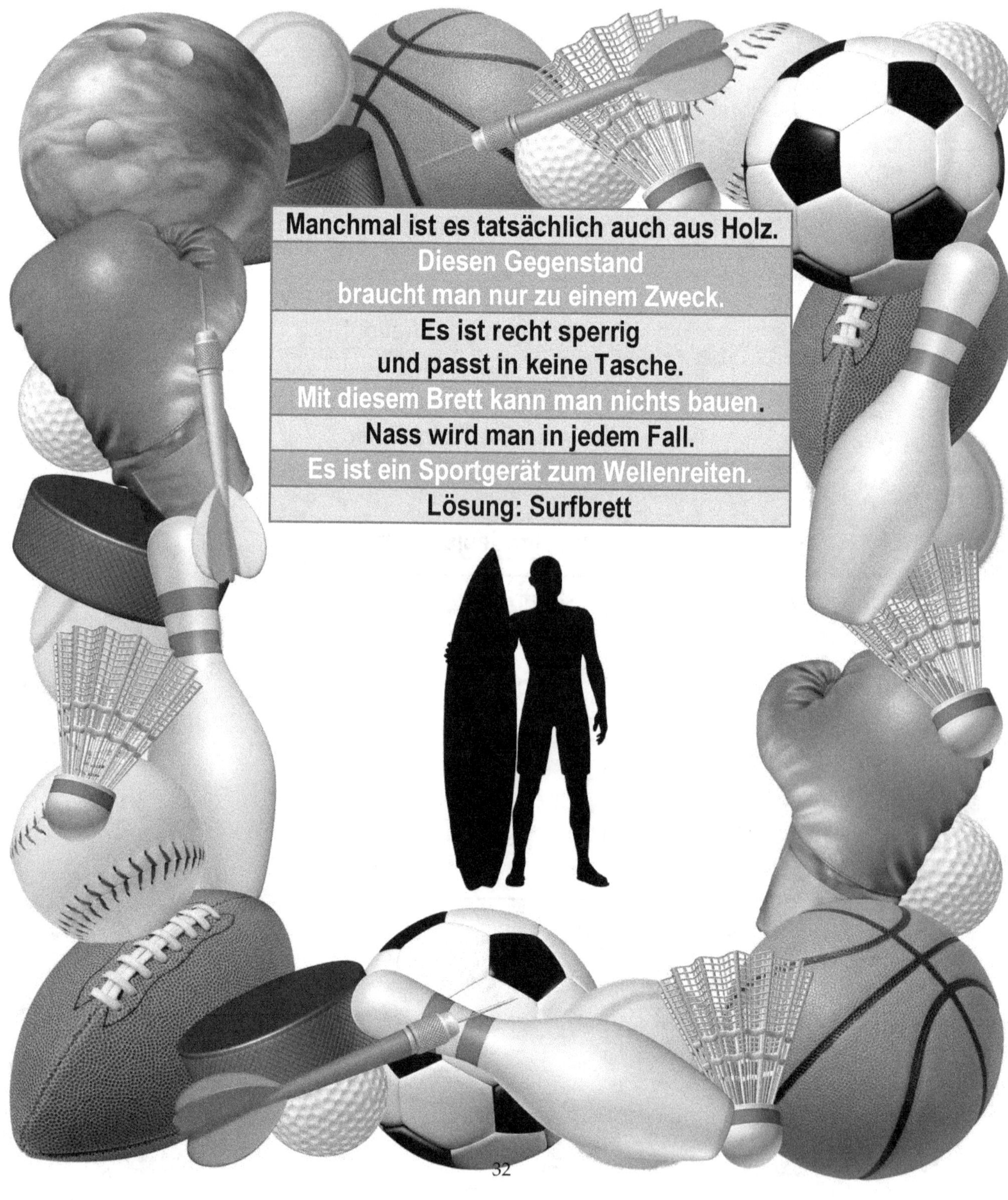

Manchmal ist es tatsächlich auch aus Holz.
Diesen Gegenstand
braucht man nur zu einem Zweck.
Es ist recht sperrig
und passt in keine Tasche.
Mit diesem Brett kann man nichts bauen.
Nass wird man in jedem Fall.
Es ist ein Sportgerät zum Wellenreiten.
Lösung: Surfbrett

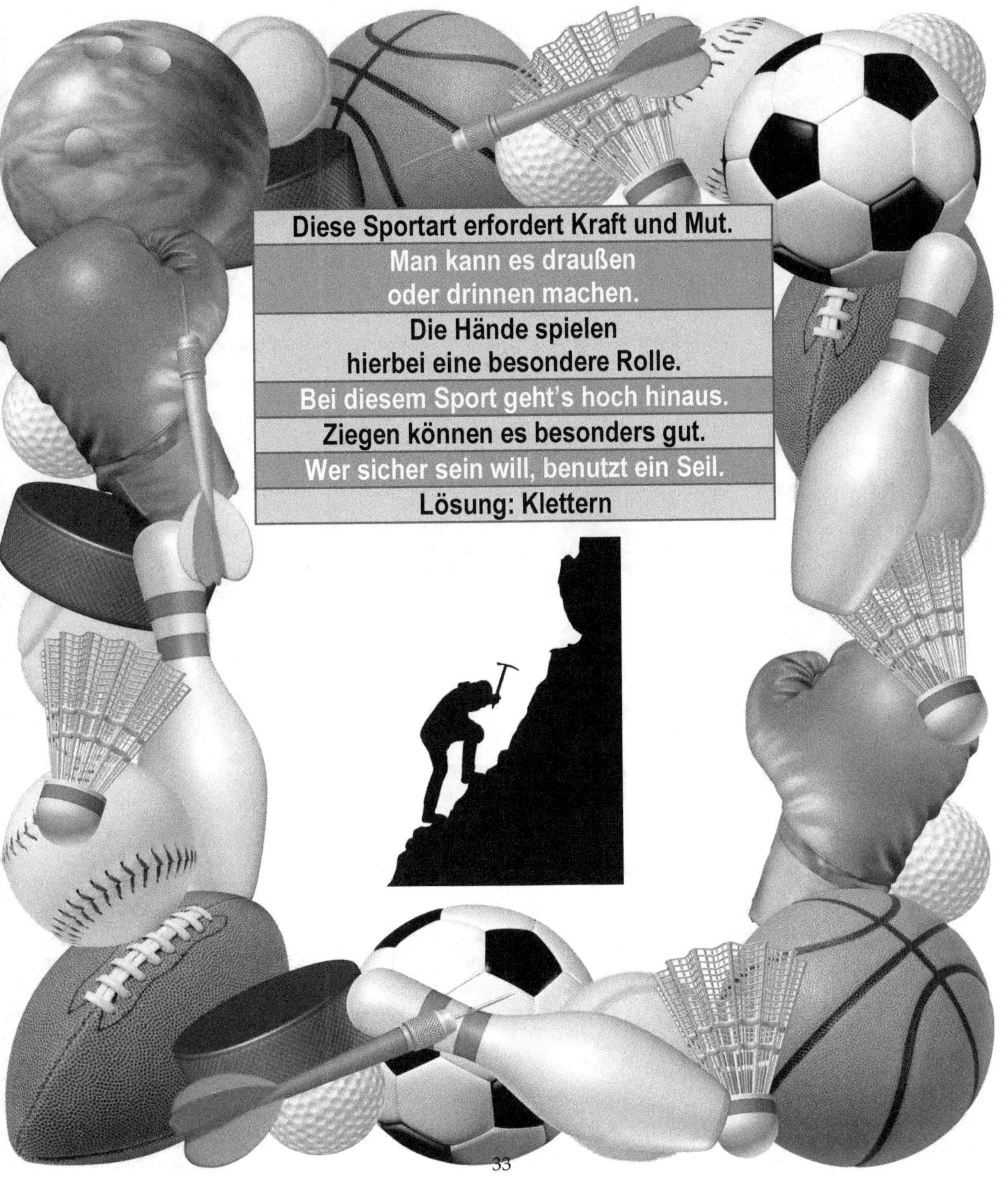

**Diese Sportart erfordert Kraft und Mut.**

Man kann es draußen
oder drinnen machen.

Die Hände spielen
hierbei eine besondere Rolle.

Bei diesem Sport geht's hoch hinaus.

Ziegen können es besonders gut.

Wer sicher sein will, benutzt ein Seil.

**Lösung: Klettern**

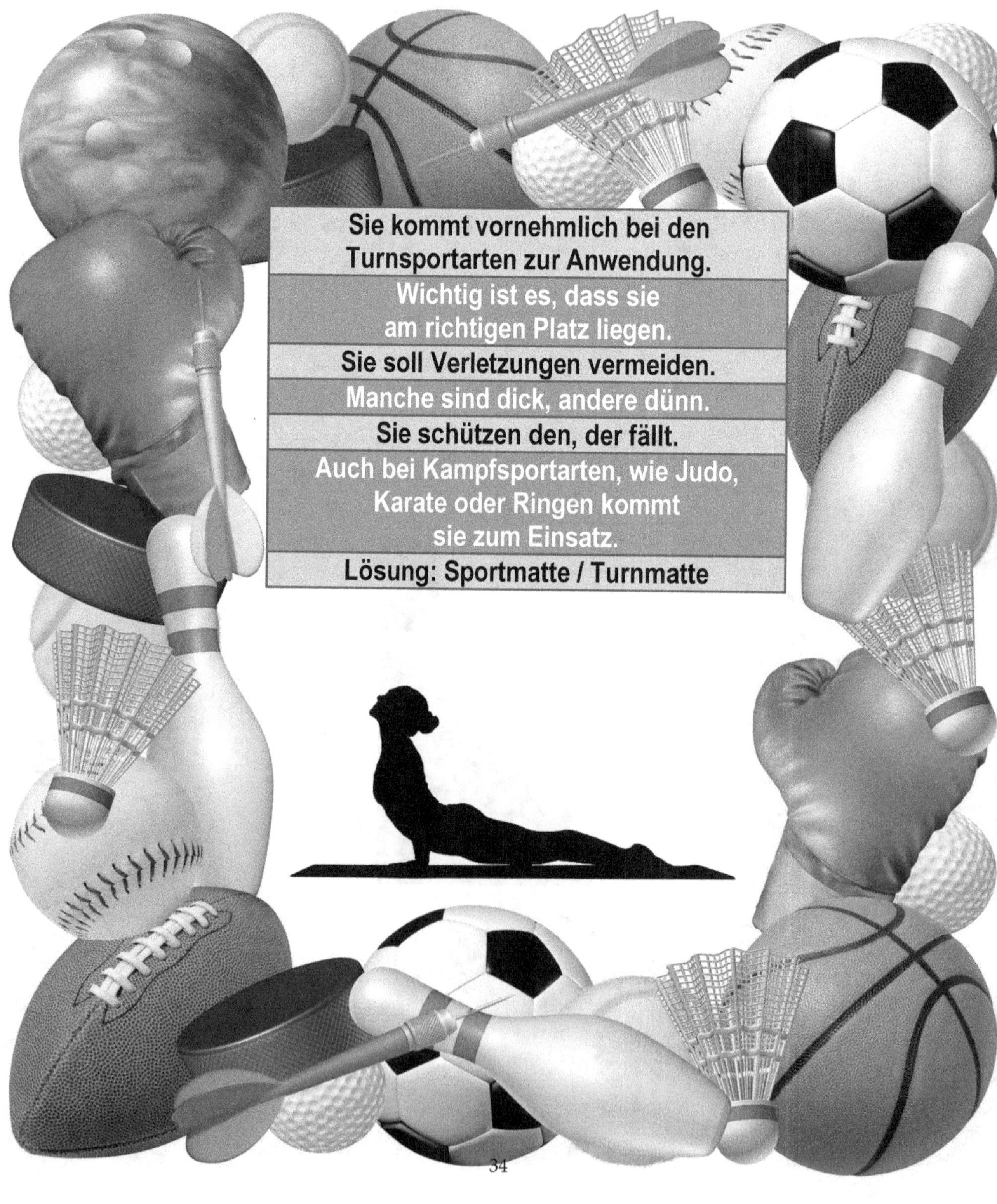

Sie kommt vornehmlich bei den
Turnsportarten zur Anwendung.
Wichtig ist es, dass sie
am richtigen Platz liegen.
Sie soll Verletzungen vermeiden.
Manche sind dick, andere dünn.
Sie schützen den, der fällt.
Auch bei Kampfsportarten, wie Judo,
Karate oder Ringen kommt
sie zum Einsatz.
Lösung: Sportmatte / Turnmatte

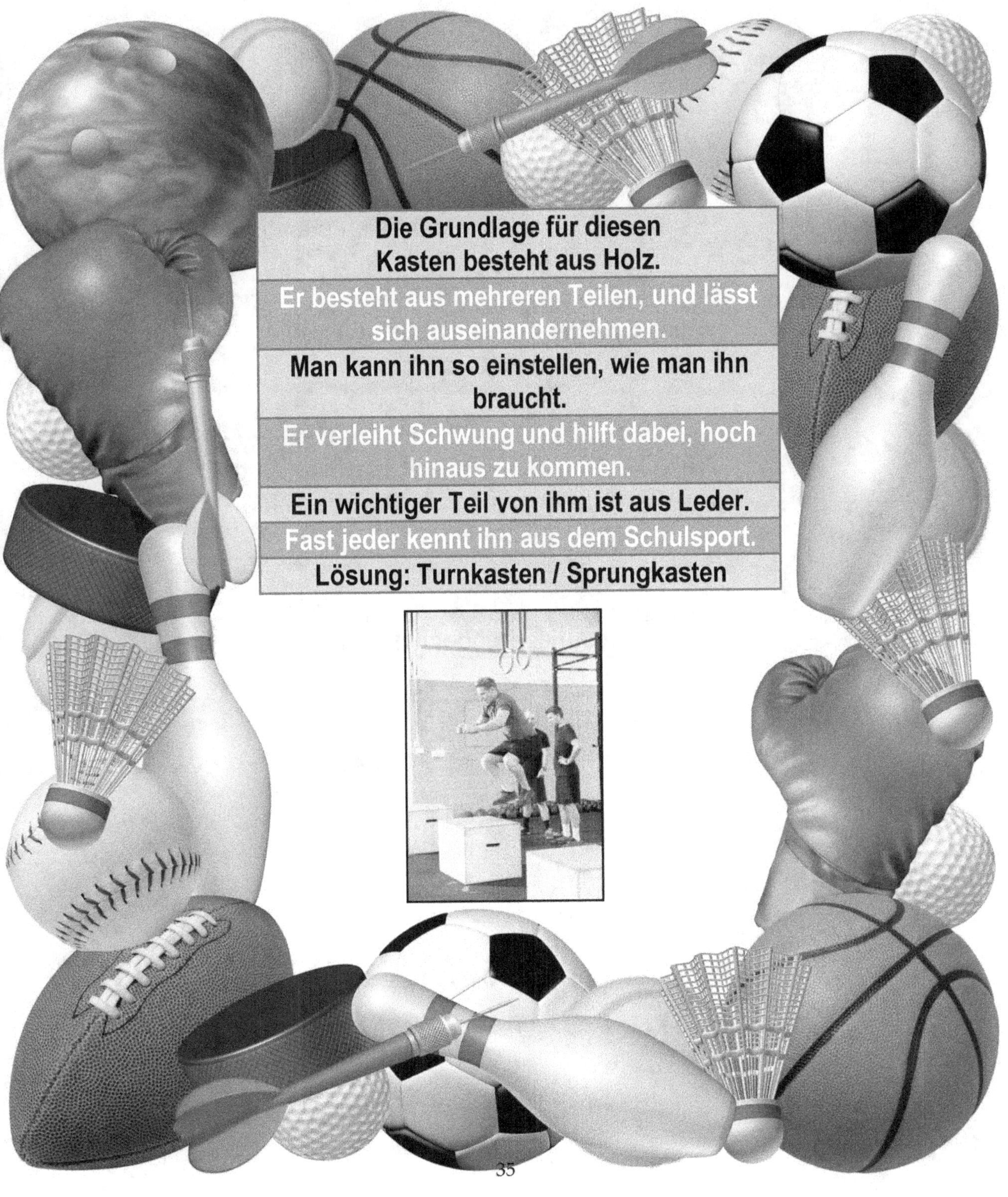


Die Grundlage für diesen Kasten besteht aus Holz.

Er besteht aus mehreren Teilen, und lässt sich auseinandernehmen.

Man kann ihn so einstellen, wie man ihn braucht.

Er verleiht Schwung und hilft dabei, hoch hinaus zu kommen.

Ein wichtiger Teil von ihm ist aus Leder.

Fast jeder kennt ihn aus dem Schulsport.

Lösung: Turnkasten / Sprungkasten

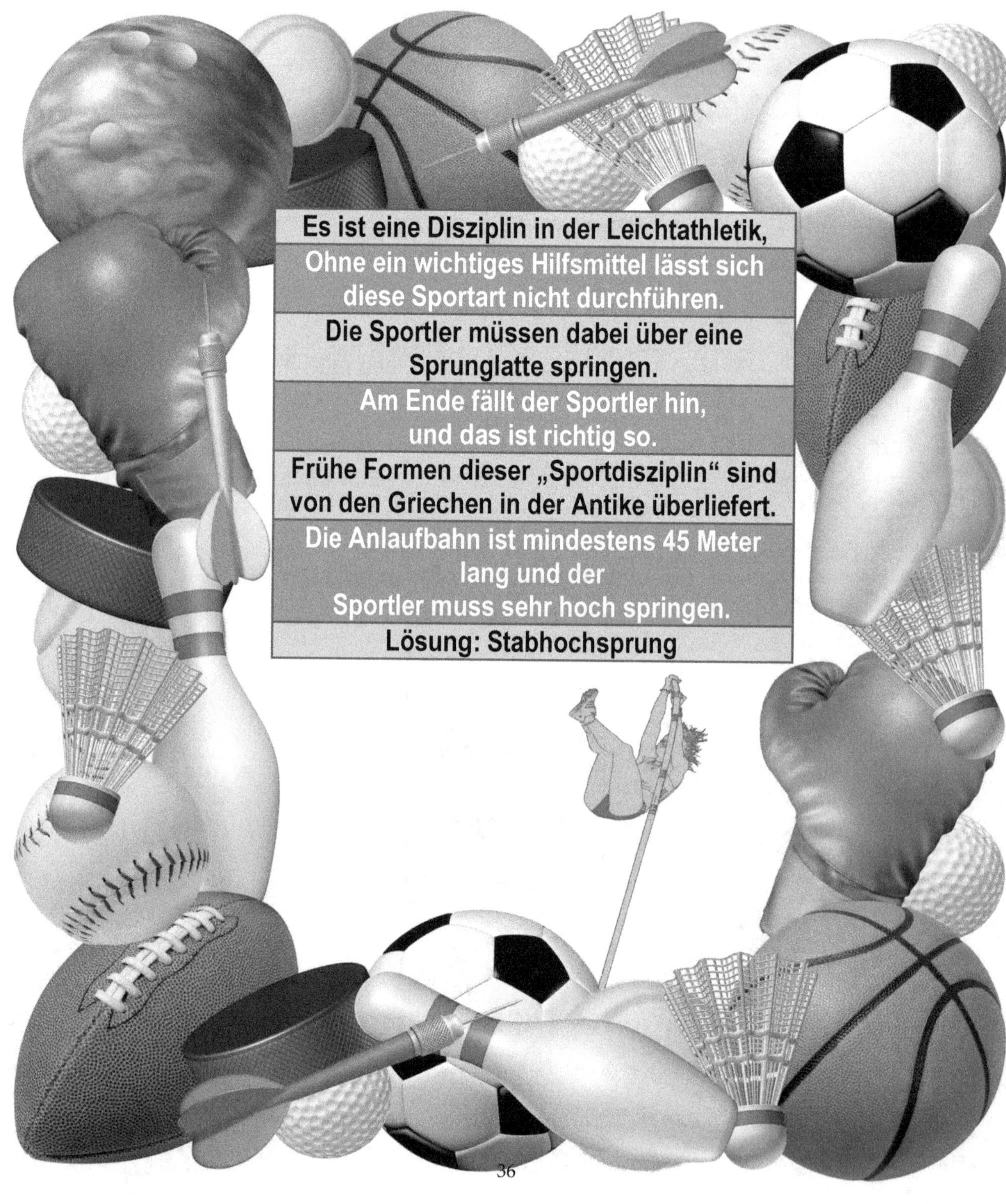

Es ist eine Disziplin in der Leichtathletik,
Ohne ein wichtiges Hilfsmittel lässt sich diese Sportart nicht durchführen.
Die Sportler müssen dabei über eine Sprunglatte springen.
Am Ende fällt der Sportler hin, und das ist richtig so.
Frühe Formen dieser „Sportdisziplin" sind von den Griechen in der Antike überliefert.
Die Anlaufbahn ist mindestens 45 Meter lang und der Sportler muss sehr hoch springen.
Lösung: Stabhochsprung

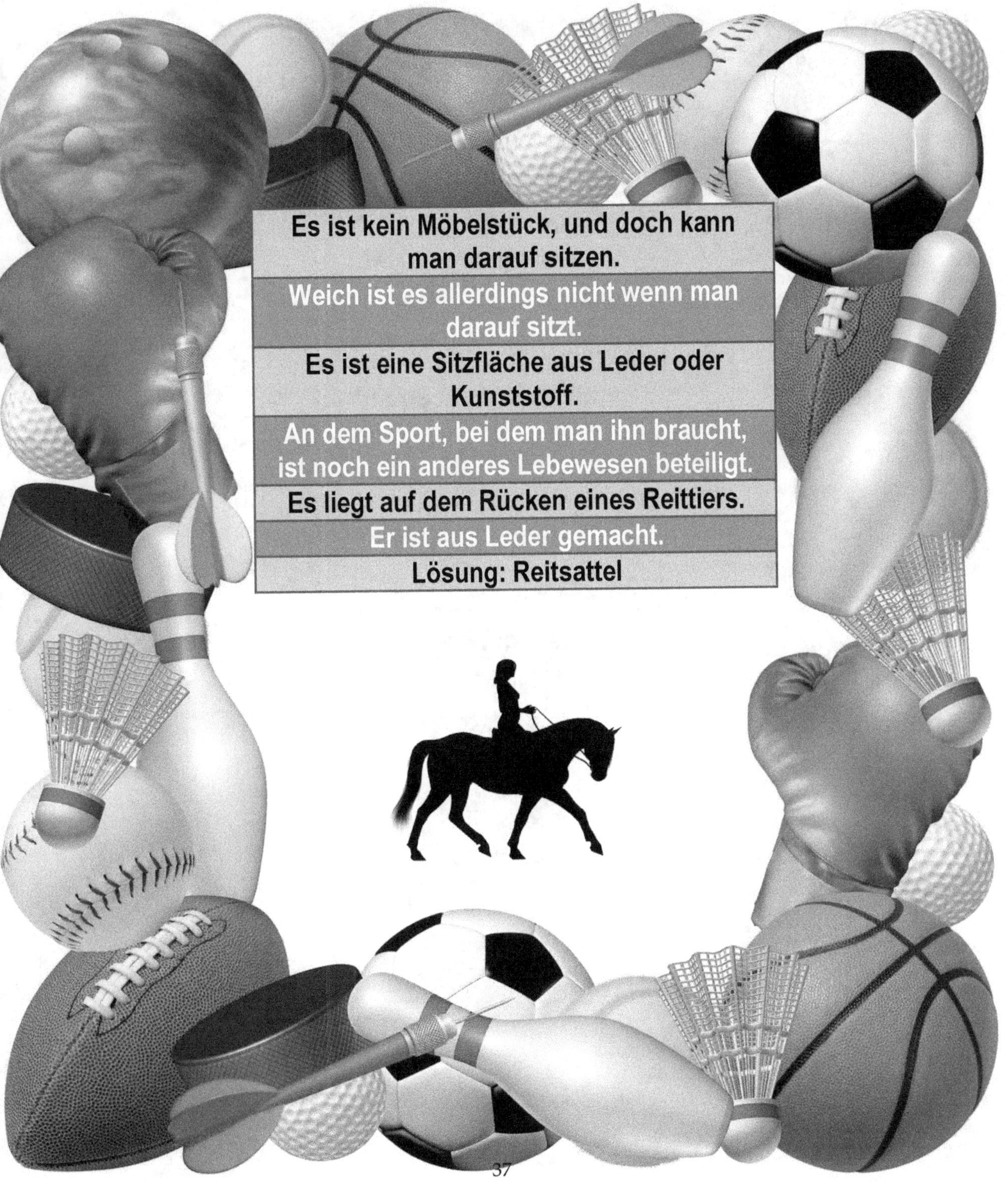

Es ist kein Möbelstück, und doch kann man darauf sitzen.
Weich ist es allerdings nicht wenn man darauf sitzt.
Es ist eine Sitzfläche aus Leder oder Kunststoff.
An dem Sport, bei dem man ihn braucht, ist noch ein anderes Lebewesen beteiligt.
Es liegt auf dem Rücken eines Reittiers.
Er ist aus Leder gemacht.
Lösung: Reitsattel

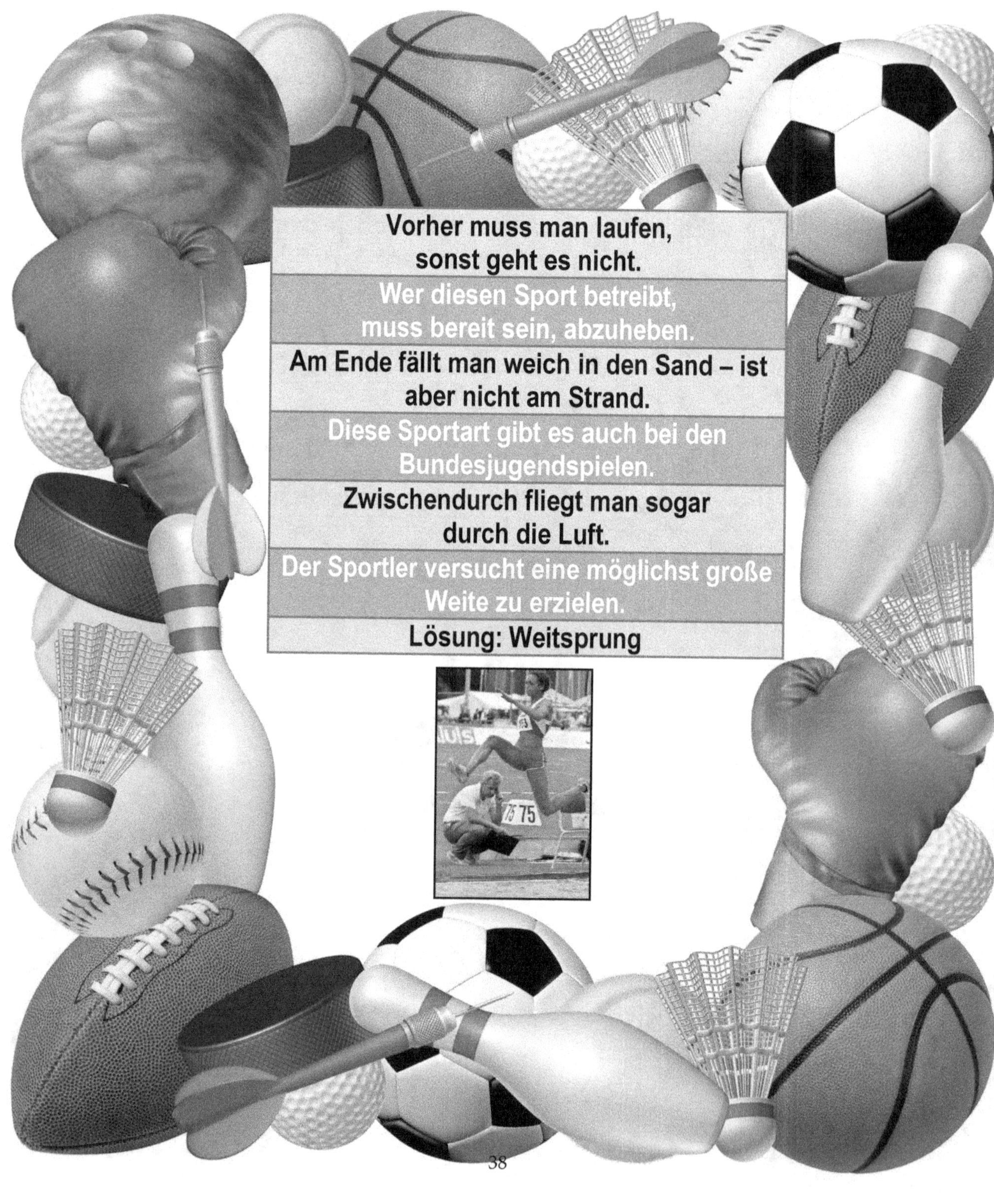


Vorher muss man laufen,
sonst geht es nicht.

Wer diesen Sport betreibt,
muss bereit sein, abzuheben.

Am Ende fällt man weich in den Sand – ist
aber nicht am Strand.

Diese Sportart gibt es auch bei den
Bundesjugendspielen.

Zwischendurch fliegt man sogar
durch die Luft.

Der Sportler versucht eine möglichst große
Weite zu erzielen.

Lösung: Weitsprung

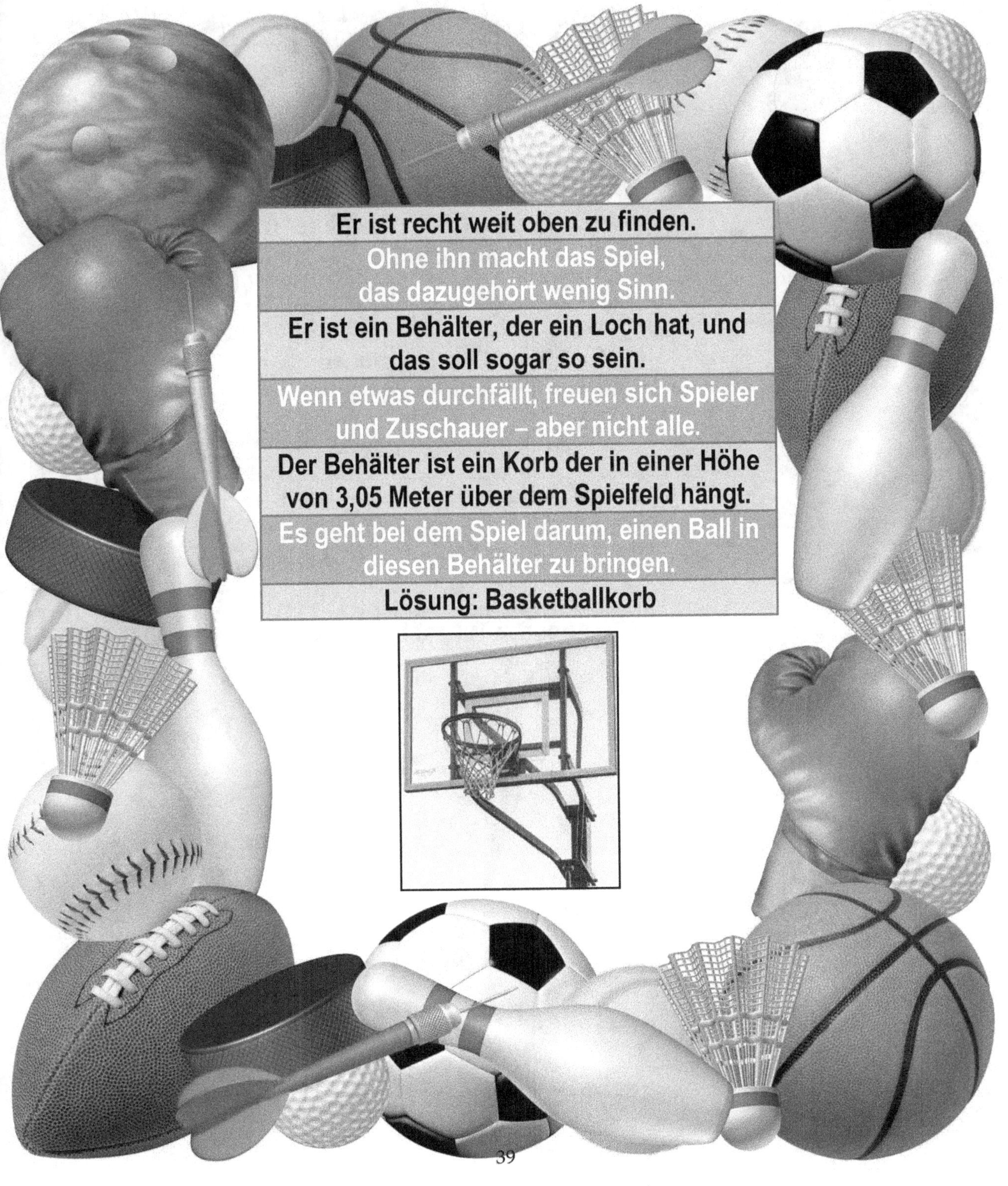


**Er ist recht weit oben zu finden.**

Ohne ihn macht das Spiel,
das dazugehört wenig Sinn.

**Er ist ein Behälter, der ein Loch hat, und
das soll sogar so sein.**

Wenn etwas durchfällt, freuen sich Spieler
und Zuschauer – aber nicht alle.

**Der Behälter ist ein Korb der in einer Höhe
von 3,05 Meter über dem Spielfeld hängt.**

Es geht bei dem Spiel darum, einen Ball in
diesen Behälter zu bringen.

Lösung: Basketballkorb

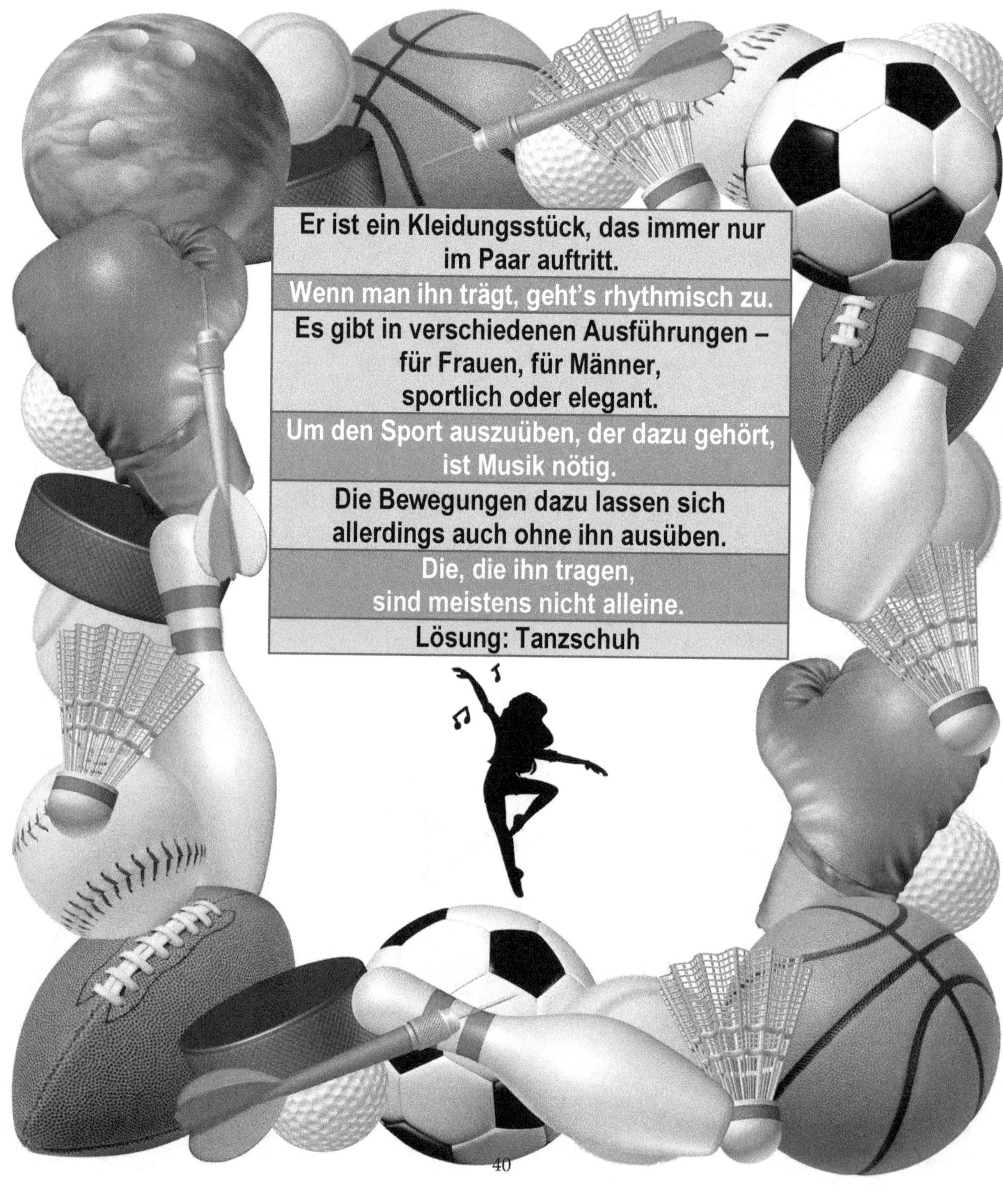

Er ist ein Kleidungsstück, das immer nur im Paar auftritt.
Wenn man ihn trägt, geht's rhythmisch zu.
Es gibt in verschiedenen Ausführungen – für Frauen, für Männer, sportlich oder elegant.
Um den Sport auszuüben, der dazu gehört, ist Musik nötig.
Die Bewegungen dazu lassen sich allerdings auch ohne ihn ausüben.
Die, die ihn tragen, sind meistens nicht alleine.
Lösung: Tanzschuh

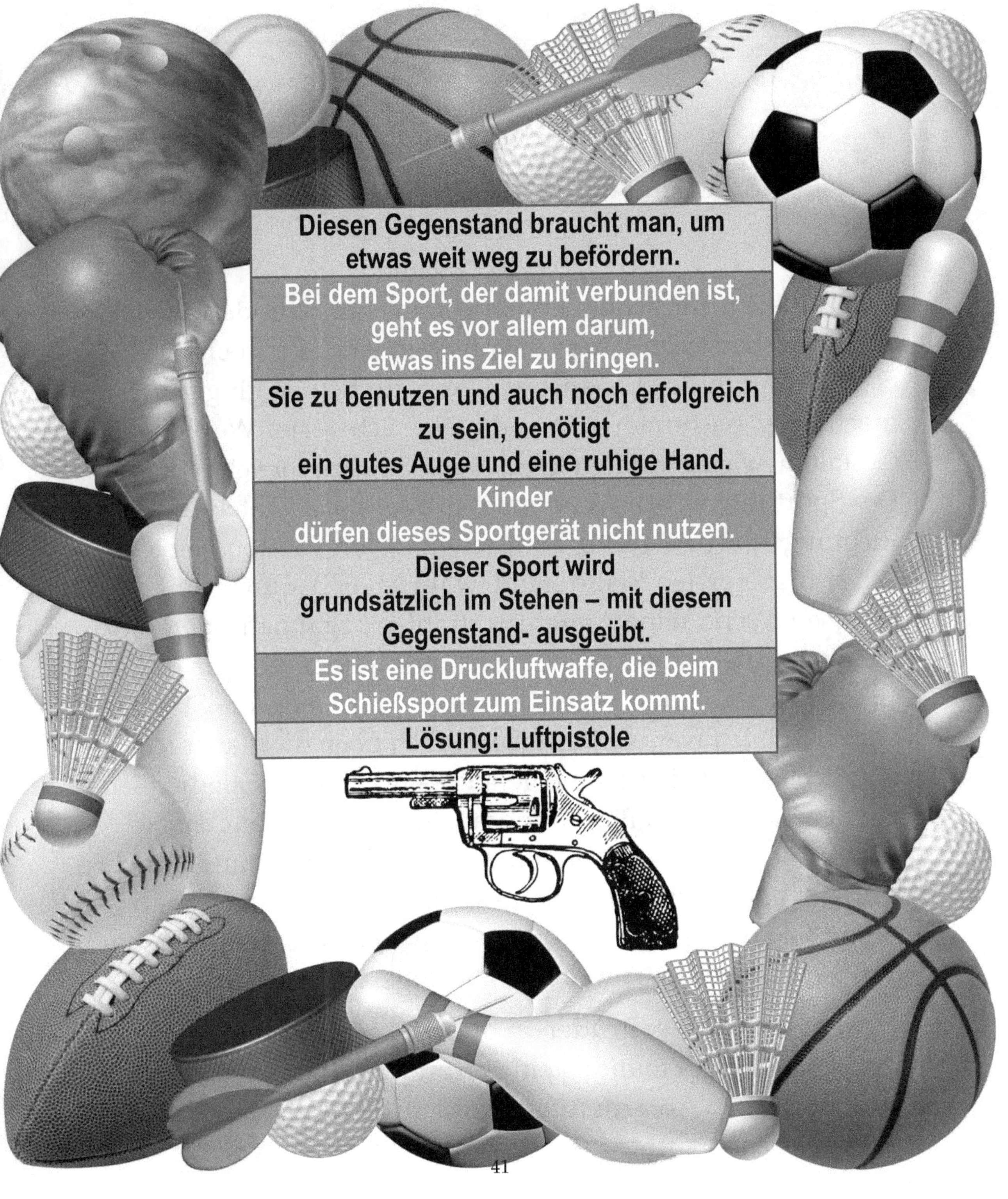

Diesen Gegenstand braucht man, um
etwas weit weg zu befördern.
Bei dem Sport, der damit verbunden ist,
geht es vor allem darum,
etwas ins Ziel zu bringen.
Sie zu benutzen und auch noch erfolgreich
zu sein, benötigt
ein gutes Auge und eine ruhige Hand.
Kinder
dürfen dieses Sportgerät nicht nutzen.
Dieser Sport wird
grundsätzlich im Stehen – mit diesem
Gegenstand- ausgeübt.
Es ist eine Druckluftwaffe, die beim
Schießsport zum Einsatz kommt.
Lösung: Luftpistole

# ZOTTEL

„Unsere Körper sind unsere Gärten – unsere Willen sind unsere Gärtner."
(William Shakespeare)

Ich erinnere mich, schon einmal von meiner Grundschulzeit erzählt zu haben und auch davon, dass wir, also meine Geschwister und ich, manchmal gern zur Schule gingen. Ich mochte den Sachunterricht und meine Schwester Werken und Gestalten, während mein Bruder den Sportunterricht vorzog. Der Sportunterricht!  Wenn mein Bruder voller Tatendrang Richtung Sporthalle eilte, hätte ich mich am liebsten versteckt. Wo er in der ersten Reihe stand, wäre ich lieber unsichtbar gewesen. Wenn seine Augen zu strahlen begannen, stiegen in meine fast die Tränen. Nie ging ich weniger gerne zum Unterricht als an den Tagen, an denen Sport auf dem Stundenplan stand. Ich war weder unbeweglich noch dick, aber ich war wirklich unsportlich. Selten gelang es mir, meine Gliedmaßen mit den geforderten Bewegungsabläufen in Einklang zu bringen, ich war beim Geräteturnen zu kraftlos, beim Laufen zu langsam und beim Ballspielen zu ungeschickt. Damals war „Sport" zu meiner Erleichterung noch eine Beschäftigung, die mit den Turnstunden in der Schule abgetan war.

Wer nicht, wie mein Bruder, in der Freizeit freiwillig stundenlang mit Freunden einem runden Leder nachjagte, blieb von sportlichen Anforderungen außerhalb des Unterrichts verschont. Mein Vater war bei seiner Arbeit körperlich genug gefordert, in seiner Freizeit zog er eine Spazierfahrt in seinem alten Volkswagen einem Spaziergang deutlich vor. Meine Mutter war mit der Hausarbeit ausgelastet – viele Maschinen, die heute dabei helfen, waren ihr damals noch fremd. Die bevorzugte körperliche Betätigung meiner Schwester war es, Kleider zu probieren – eine Beschäftigung, die ich für durchaus anstrengend hielt. Und die heute üblichen Familienurlaube zum Schifahren, Wandern oder Schwimmen, überstiegen die finanziellen Möglichkeiten meiner Eltern bei weitem. Nicht, dass ich darüber traurig gewesen wäre – Freizeit bedeutete für mich damals vor allem „freie Zeit zum Lesen". Ich liebte meine Bücher und meine einzige regelmäßige körperliche Ertüchtigung bestand wohl darin, sie bei Schönwetter in den Garten und wieder zurück ins Haus zu schleppen. Bis ich Zottel kennenlernte.

Ich las alles, was ich in die Finger kriegen konnte – aber am meisten liebte ich Tiergeschichten. Noch heute sehe ich den tierischen Helden meines Lieblingsbuches genau vor mir: das „Rösslein Hü". Das kleine Holzpferd mit dem bunt gefleckten, weißen Fell war mein Begleiter durch viele spannende Lesestunden und groß war meine Überraschung, als ich ihm am Heimweg von der Schule tatsächlich begegnete. Also – das schwarz-weiß gefleckte Pony, das plötzlich über die Wiese des benachbarten Bauernhofes auf mich zu galoppierte, war natürlich nicht aus Holz – aber seine Ähnlichkeit mit „Hü" war unverkennbar.

Es wieherte mir freundlich zu und schüttelte seine zottelige, schwarze Mähne. Vorsichtig traute ich mich näher an das Gatter heran. Das Pony stieß ganz sanft mit seinem samtweichen Maul gegen meine Hand und leckte sie dann mit seiner rauen Zunge ab. Ich hielt ihm ein paar Grashalme unter die Nüstern, an denen es sofort mit Begeisterung zu kauen begann. „Na, Zottel", hörte ich die tiefe Stimme des Nachbarn hinter mir, „du hast wohl eine Freundin gefunden!" Und das Pony schnaubte zustimmend. „Wenn dich sonst schon niemand mehr will!", murmelte der Bauer und erzählte auf meine neugierigen Fragen hin Zottels Geschichte. Ein Mädchen in meinem Alter, dessen Eltern eines der großen, neuen Häuser am Stadtrand bewohnten und wohl ziemlich viel Geld hatten, hatte das Pony zum Geburtstag bekommen. Aber sie hatte ziemlich rasch die Lust daran verloren, sich mit ihm zu beschäftigen. „So ein Tier macht nämlich auch Arbeit!", erklärte er mir, „und jetzt haben sie es zu mir gebracht, aber so viel Zeit habe ich auch wieder nicht!" „Ich mach das mit der Arbeit!", versprach ich spontan – schon weil das Pony auffordernd an meinem Ärmel zupfte. Und mit diesem Versprechen begann nicht nur ein völlig neues Leben, sondern auch meine sportliche Karriere. Um nach der Schule so schnell wie möglich zu Zottel zu kommen, erledigte ich nicht nur die Hausaufgaben im Rekordtempo – ich entdeckte auch das Laufen. Hatte ich meine Beine bis vor kurzem ausschließlich zum gemütlichen Dahinschlendern verwendet, wurden sie nun immer im Renntempo bewegt.

Auch meine Arme, die höchstens mal den schweren
Schulranzen oder einen größeren Stoß Bücher getragen hatten,
wurden jetzt jeden Tag trainiert. Ich schleppte den schweren
Wassereimer zu Zottels Koppel und zerrte die Kiste mit Bürste
und Striegel zu seiner Box. Ich putzte sein struppiges Fell mit
den lustigen Flecken und kämmte seine zottelige Mähne mit
nicht nachlassender Begeisterung – und einem nur langsam
nachlassenden Muskelkater. Ich kletterte mehrmals täglich über
das Gatter, um mit dem Pony um die Wette zu laufen und zog
dicke Äste vom Wäldchen bis in die Koppel, weil Zottel es
liebte, darüber zu springen – und daran zu knabbern. Eines
Tages saß ich, wie fast jeden Tag, auf dem Koppelzaun und
schaute versonnen zu, wie Zottel lustig über die Weide fegte.
Plötzlich hielt er neben mir an und schnaubte auffordernd.
Direkt vor mir lag einladend sein breiter Rücken – also wagte
ich es. Ich ließ mich vom Zaun vorsichtig auf das Pony gleiten
und hielt mich zitternd an seiner zotteligen Mähne fest.
Ungerührt trottete mein Freund ein paar Schritte, dann trabte
er langsam vor sich hin. Wenn ich auf seinem Rücken
verrutschte, blieb er stehen und wartete geduldig, bis ich meine
Balance wiedergefunden hatte. Ich genoss es, mich von ihm
tragen zu lassen und auch er schien es als gutes Mittel gegen
Langeweile zu betrachten. Es dauerte nicht lange, bis ich mutig
genug war, seine Mähne loszulassen und ihn durch sanftes
Klopfen auf den Hals in eine bestimmte Richtung zu dirigieren.
In diesem Jahr lernte ich endlich Radfahren.

Um meinen Schulweg und den Weg zu meinem kleinen Freund schneller hinter mich bringen zu können, überredete ich meinen Bruder, mir seinen alten Drahtesel, für den er zu groß geworden war, zu überlassen.

„Das lernst du ohnehin nie", lachte er, „du bist viel zu ungeschickt!"

Aber wer auf Zottels Rücken die Balance behält, der kann auch ein Fahrrad ausbalancieren – und lachend strampelte ich davon.

Im Turnunterricht in der Schule war ich bald die schnellste Läuferin, ich konnte mit starken Armen mühelos ein Seil emporklettern und furchtlos über Stangen und Bänke balancieren.

Körperliche Betätigung war für mich keine Strafe mehr, sondern ein Vergnügen. Ich bin mein Leben lang gerne gelaufen und habe das Radfahren immer mehr gemocht als das Autofahren. Ich habe immer gerne Sport getrieben und von meinem Freund Zottel habe ich damals nicht nur meine Begeisterung für Bewegung entdeckt, sondern fürs Leben gelernt: Alles, was man mit Liebe macht, wird plötzlich leicht und gelingt mühelos.

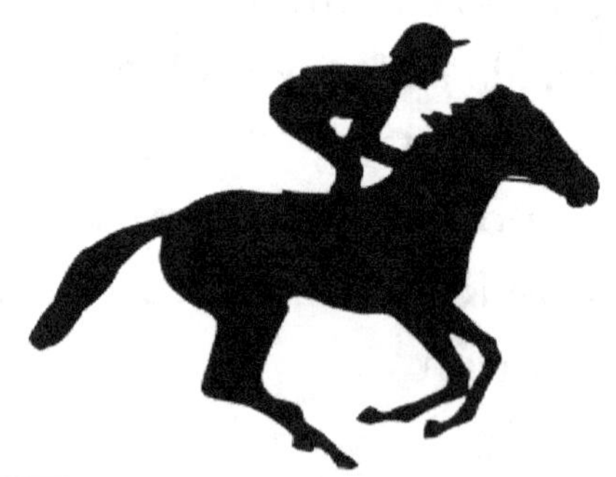

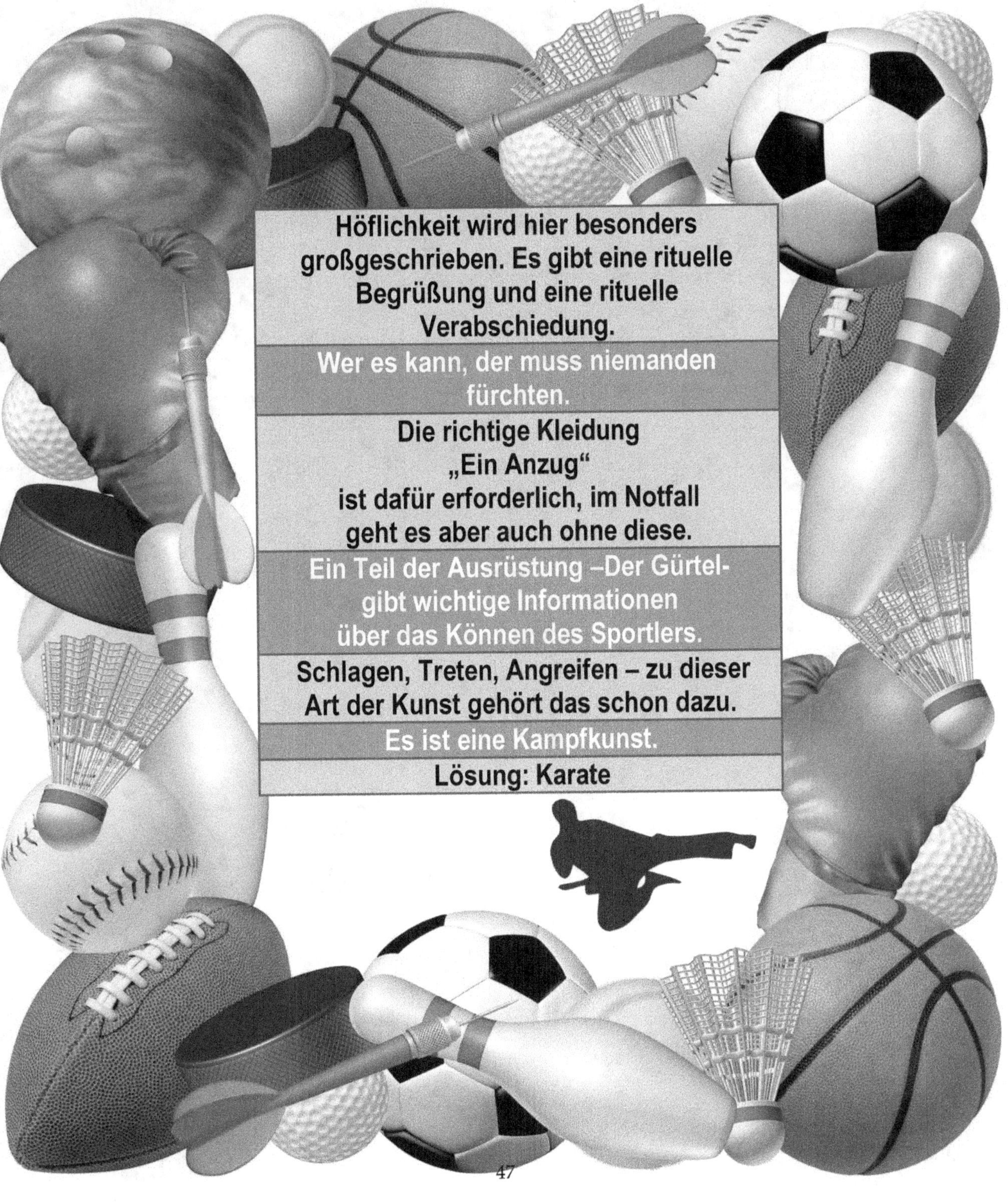


Höflichkeit wird hier besonders großgeschrieben. Es gibt eine rituelle Begrüßung und eine rituelle Verabschiedung.
Wer es kann, der muss niemanden fürchten.
Die richtige Kleidung „Ein Anzug" ist dafür erforderlich, im Notfall geht es aber auch ohne diese.
Ein Teil der Ausrüstung –Der Gürtel- gibt wichtige Informationen über das Können des Sportlers.
Schlagen, Treten, Angreifen – zu dieser Art der Kunst gehört das schon dazu.
Es ist eine Kampfkunst.
Lösung: Karate

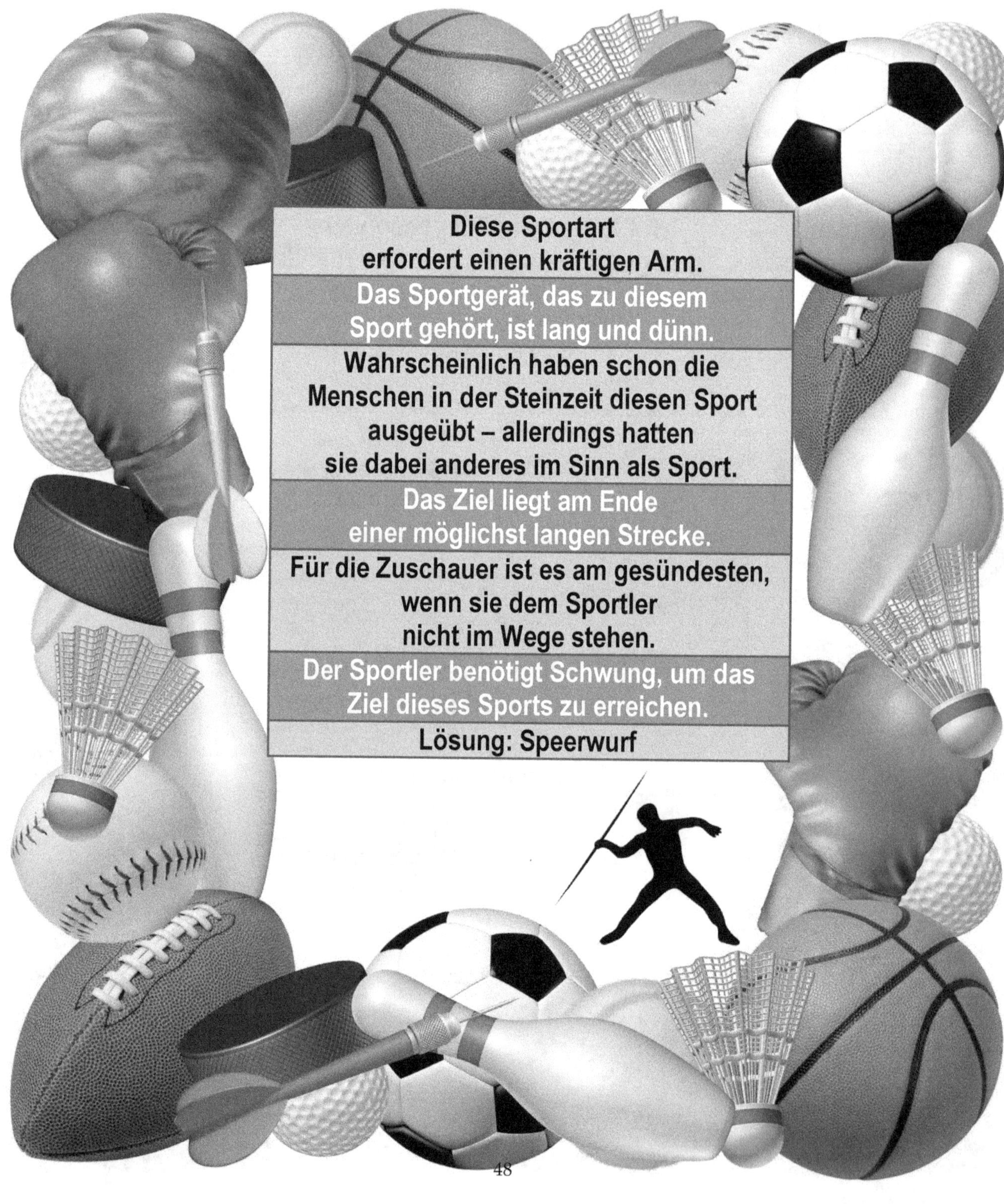

Diese Sportart
erfordert einen kräftigen Arm.
Das Sportgerät, das zu diesem
Sport gehört, ist lang und dünn.
Wahrscheinlich haben schon die
Menschen in der Steinzeit diesen Sport
ausgeübt – allerdings hatten
sie dabei anderes im Sinn als Sport.
Das Ziel liegt am Ende
einer möglichst langen Strecke.
Für die Zuschauer ist es am gesündesten,
wenn sie dem Sportler
nicht im Wege stehen.
Der Sportler benötigt Schwung, um das
Ziel dieses Sports zu erreichen.
Lösung: Speerwurf

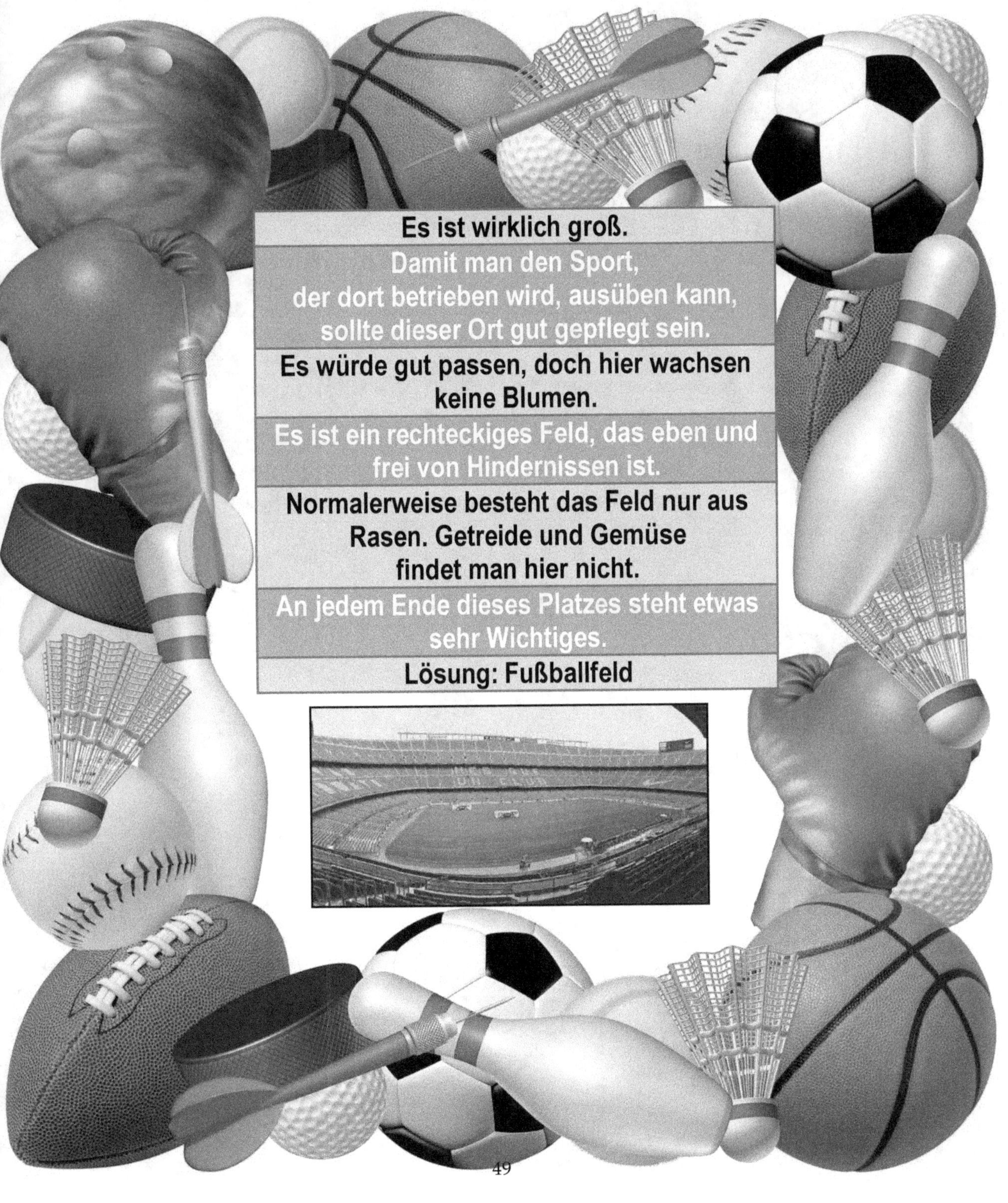

Es ist wirklich groß.
Damit man den Sport,
der dort betrieben wird, ausüben kann,
sollte dieser Ort gut gepflegt sein.
Es würde gut passen, doch hier wachsen
keine Blumen.
Es ist ein rechteckiges Feld, das eben und
frei von Hindernissen ist.
Normalerweise besteht das Feld nur aus
Rasen. Getreide und Gemüse
findet man hier nicht.
An jedem Ende dieses Platzes steht etwas
sehr Wichtiges.
Lösung: Fußballfeld

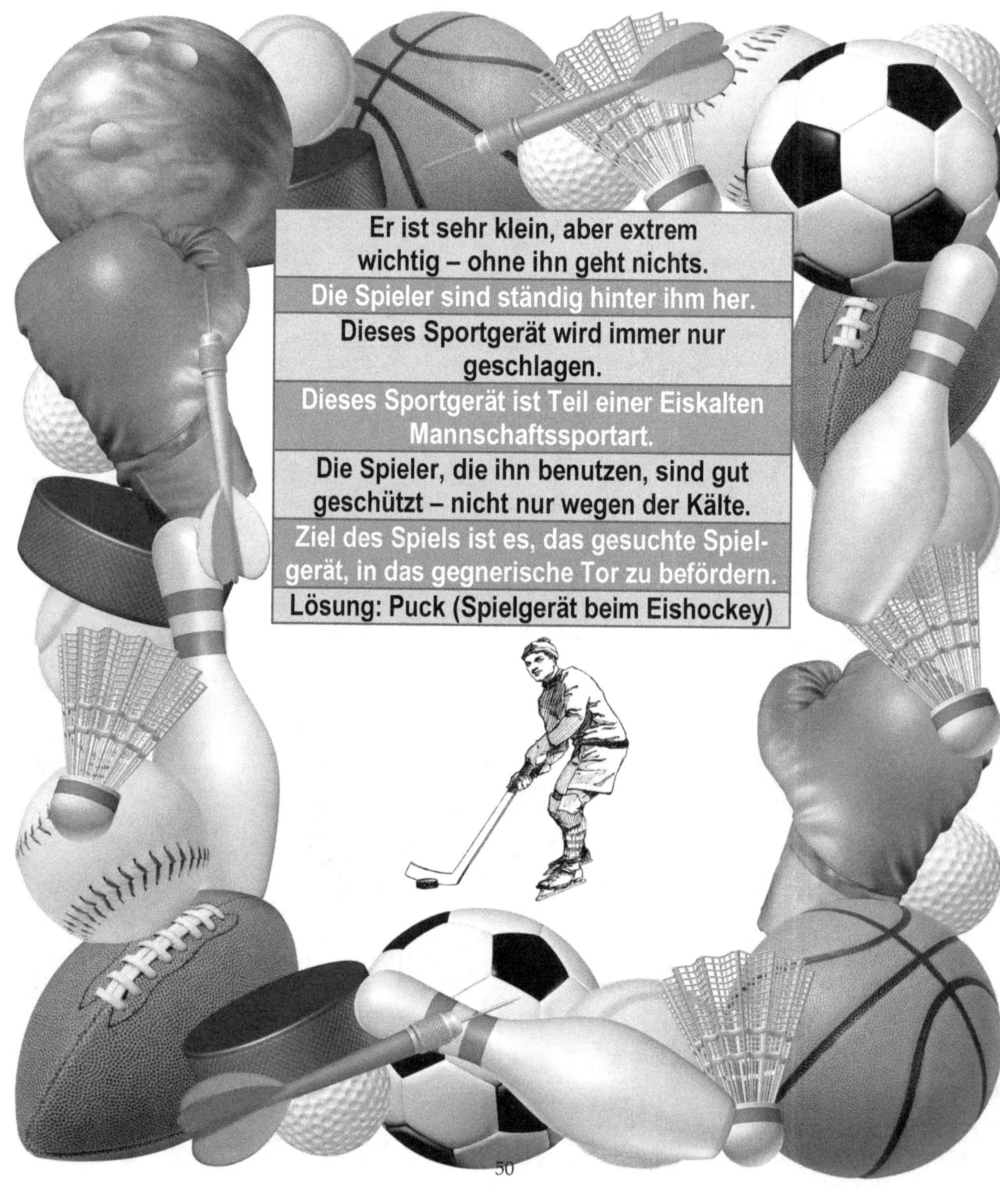

Er ist sehr klein, aber extrem wichtig – ohne ihn geht nichts.
Die Spieler sind ständig hinter ihm her.
Dieses Sportgerät wird immer nur geschlagen.
Dieses Sportgerät ist Teil einer Eiskalten Mannschaftssportart.
Die Spieler, die ihn benutzen, sind gut geschützt – nicht nur wegen der Kälte.
Ziel des Spiels ist es, das gesuchte Spielgerät, in das gegnerische Tor zu befördern.
Lösung: Puck (Spielgerät beim Eishockey)

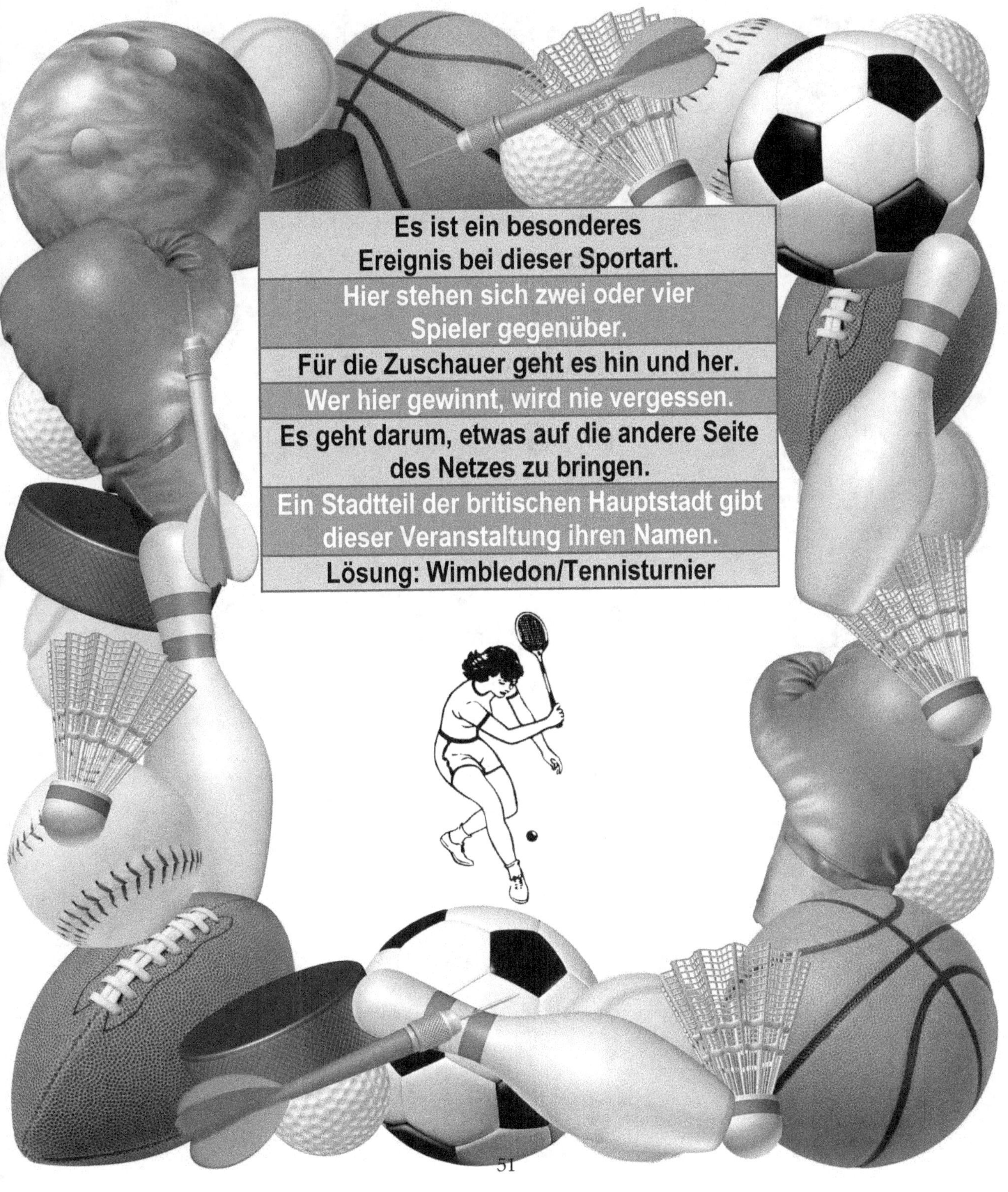


Es ist ein besonderes
Ereignis bei dieser Sportart.
Hier stehen sich zwei oder vier
Spieler gegenüber.
Für die Zuschauer geht es hin und her.
Wer hier gewinnt, wird nie vergessen.
Es geht darum, etwas auf die andere Seite
des Netzes zu bringen.
Ein Stadtteil der britischen Hauptstadt gibt
dieser Veranstaltung ihren Namen.
Lösung: Wimbledon/Tennisturnier

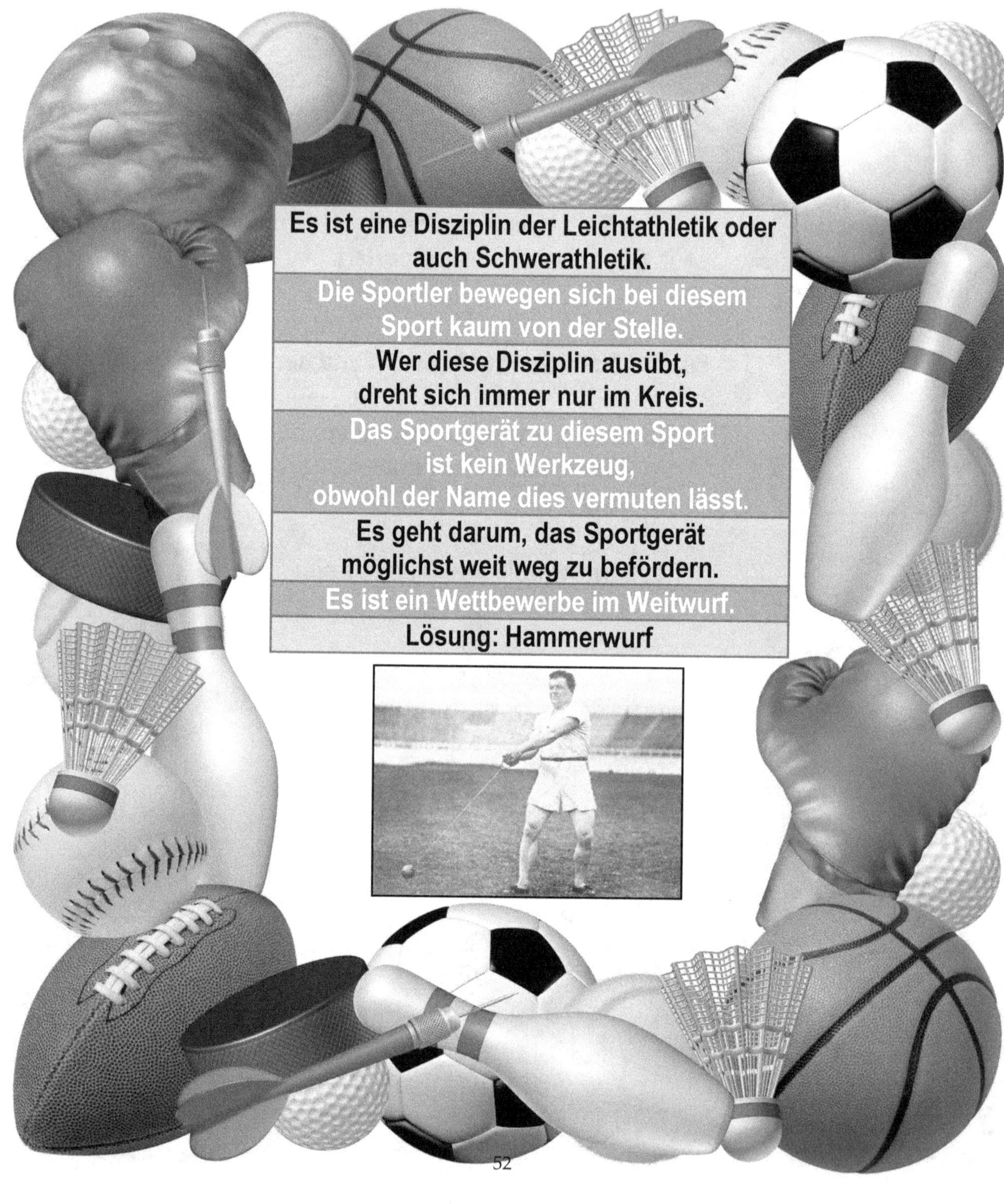

**Es ist eine Disziplin der Leichtathletik oder auch Schwerathletik.**

Die Sportler bewegen sich bei diesem Sport kaum von der Stelle.

**Wer diese Disziplin ausübt, dreht sich immer nur im Kreis.**

Das Sportgerät zu diesem Sport ist kein Werkzeug, obwohl der Name dies vermuten lässt.

**Es geht darum, das Sportgerät möglichst weit weg zu befördern.**

Es ist ein Wettbewerbe im Weitwurf.

**Lösung: Hammerwurf**

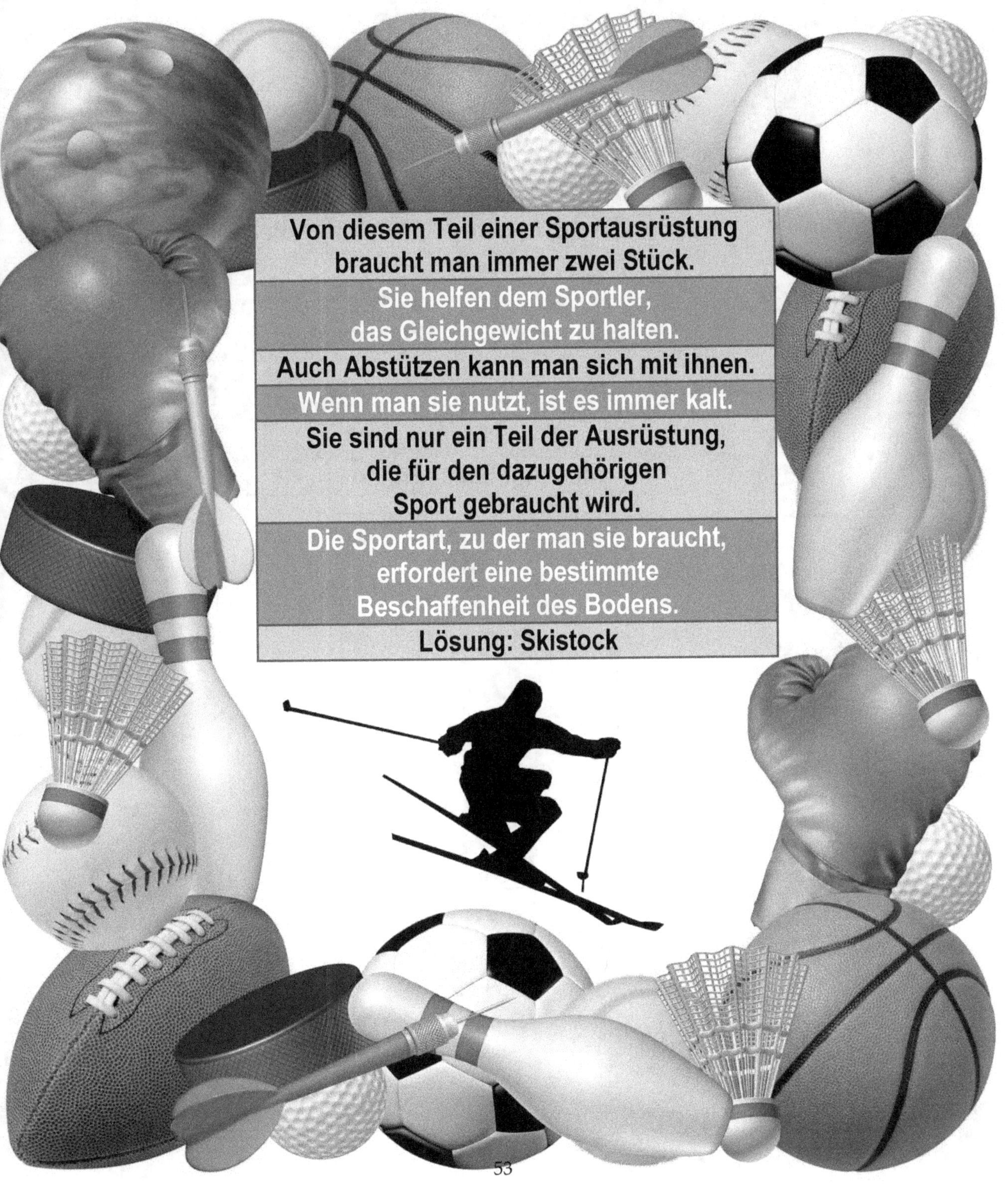

Von diesem Teil einer Sportausrüstung
braucht man immer zwei Stück.
Sie helfen dem Sportler,
das Gleichgewicht zu halten.
Auch Abstützen kann man sich mit ihnen.
Wenn man sie nutzt, ist es immer kalt.
Sie sind nur ein Teil der Ausrüstung,
die für den dazugehörigen
Sport gebraucht wird.
Die Sportart, zu der man sie braucht,
erfordert eine bestimmte
Beschaffenheit des Bodens.
Lösung: Skistock

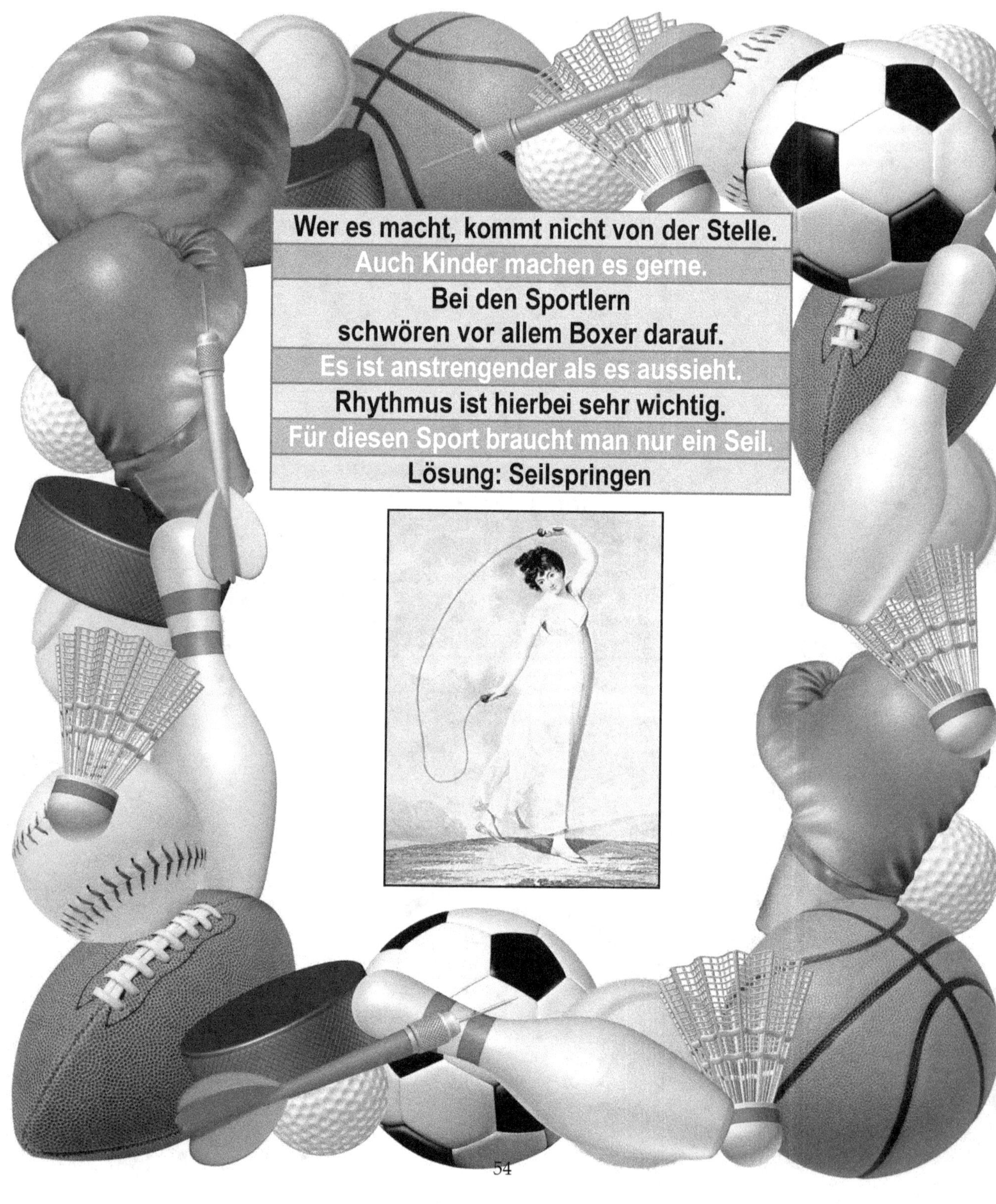

Wer es macht, kommt nicht von der Stelle.
Auch Kinder machen es gerne.
Bei den Sportlern
schwören vor allem Boxer darauf.
Es ist anstrengender als es aussieht.
Rhythmus ist hierbei sehr wichtig.
Für diesen Sport braucht man nur ein Seil.
Lösung: Seilspringen

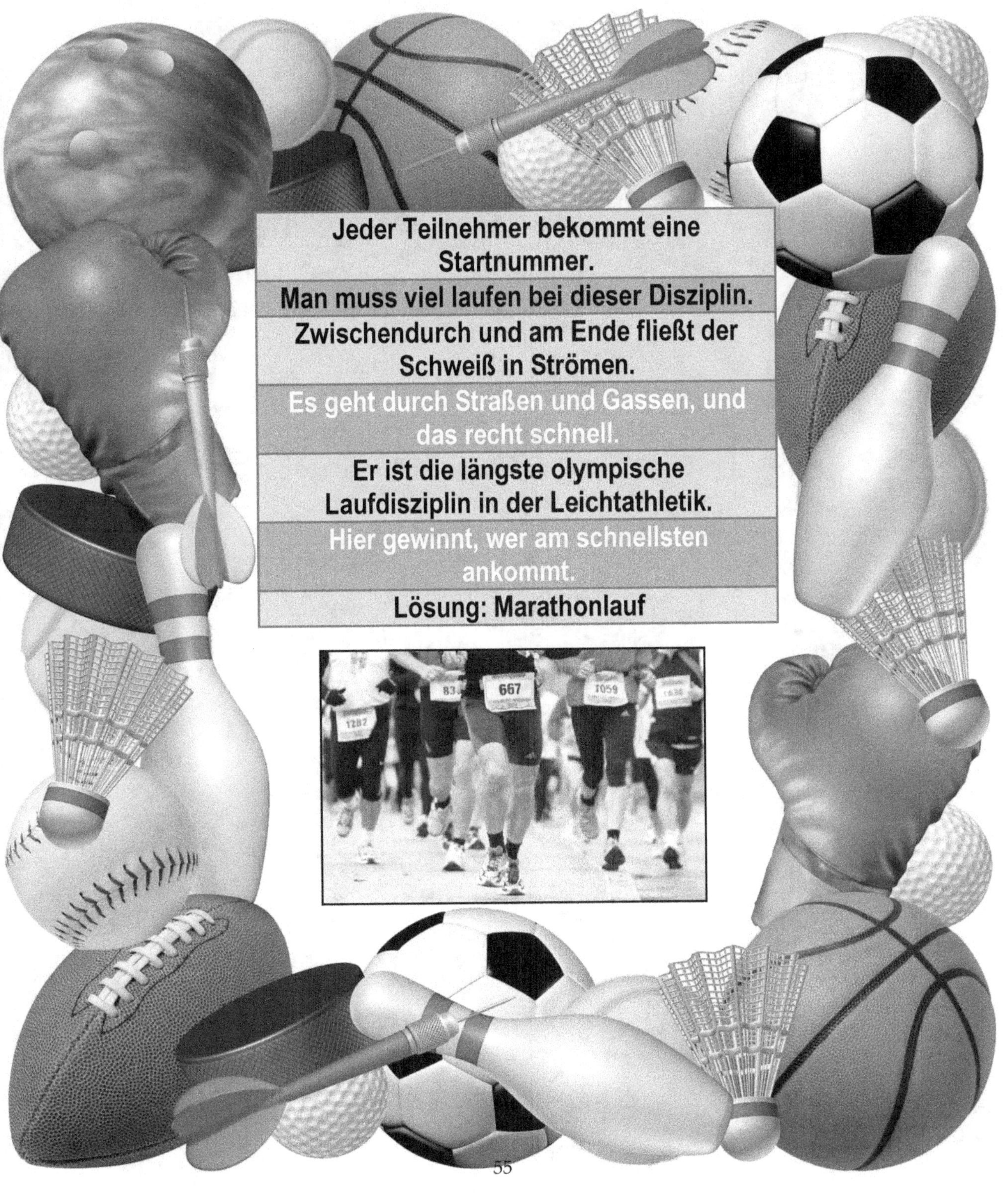

Jeder Teilnehmer bekommt eine Startnummer.

Man muss viel laufen bei dieser Disziplin.

Zwischendurch und am Ende fließt der Schweiß in Strömen.

Es geht durch Straßen und Gassen, und das recht schnell.

Er ist die längste olympische Laufdisziplin in der Leichtathletik.

Hier gewinnt, wer am schnellsten ankommt.

Lösung: Marathonlauf

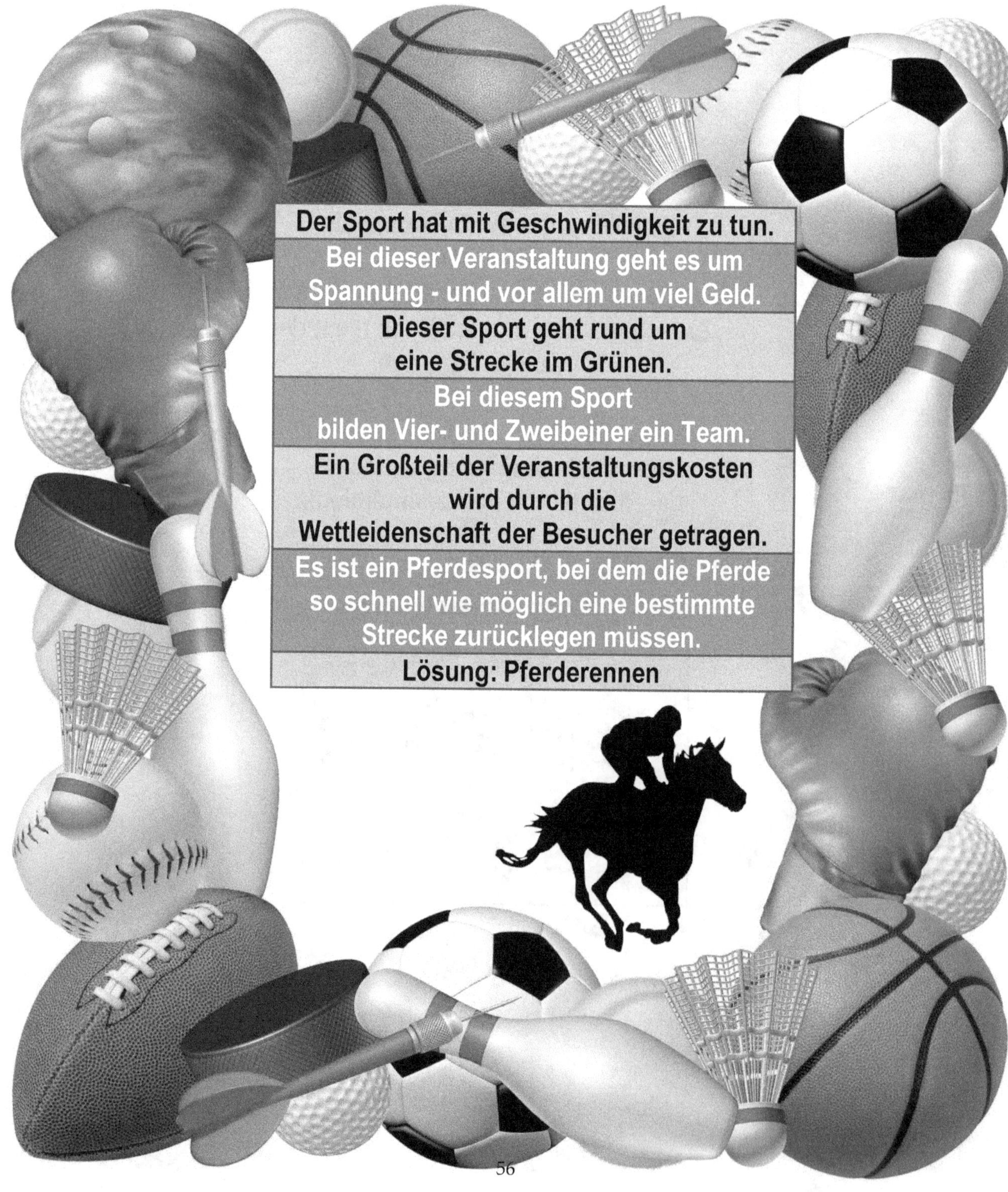

Der Sport hat mit Geschwindigkeit zu tun.
Bei dieser Veranstaltung geht es um
Spannung - und vor allem um viel Geld.
Dieser Sport geht rund um
eine Strecke im Grünen.
Bei diesem Sport
bilden Vier- und Zweibeiner ein Team.
Ein Großteil der Veranstaltungskosten
wird durch die
Wettleidenschaft der Besucher getragen.
Es ist ein Pferdesport, bei dem die Pferde
so schnell wie möglich eine bestimmte
Strecke zurücklegen müssen.
Lösung: Pferderennen

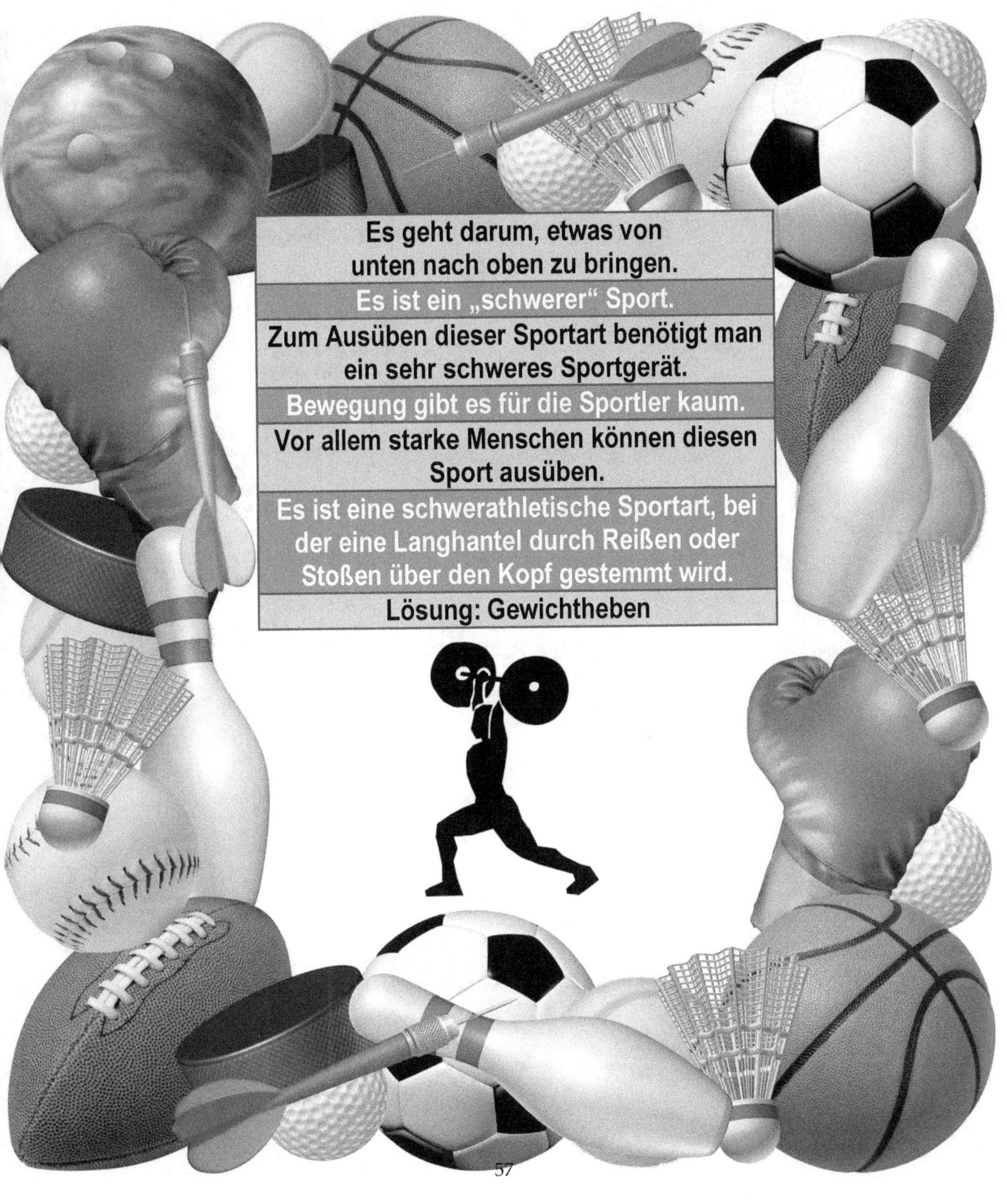

Es geht darum, etwas von unten nach oben zu bringen.
Es ist ein „schwerer" Sport.
Zum Ausüben dieser Sportart benötigt man ein sehr schweres Sportgerät.
Bewegung gibt es für die Sportler kaum.
Vor allem starke Menschen können diesen Sport ausüben.
Es ist eine schwerathletische Sportart, bei der eine Langhantel durch Reißen oder Stoßen über den Kopf gestemmt wird.
Lösung: Gewichtheben

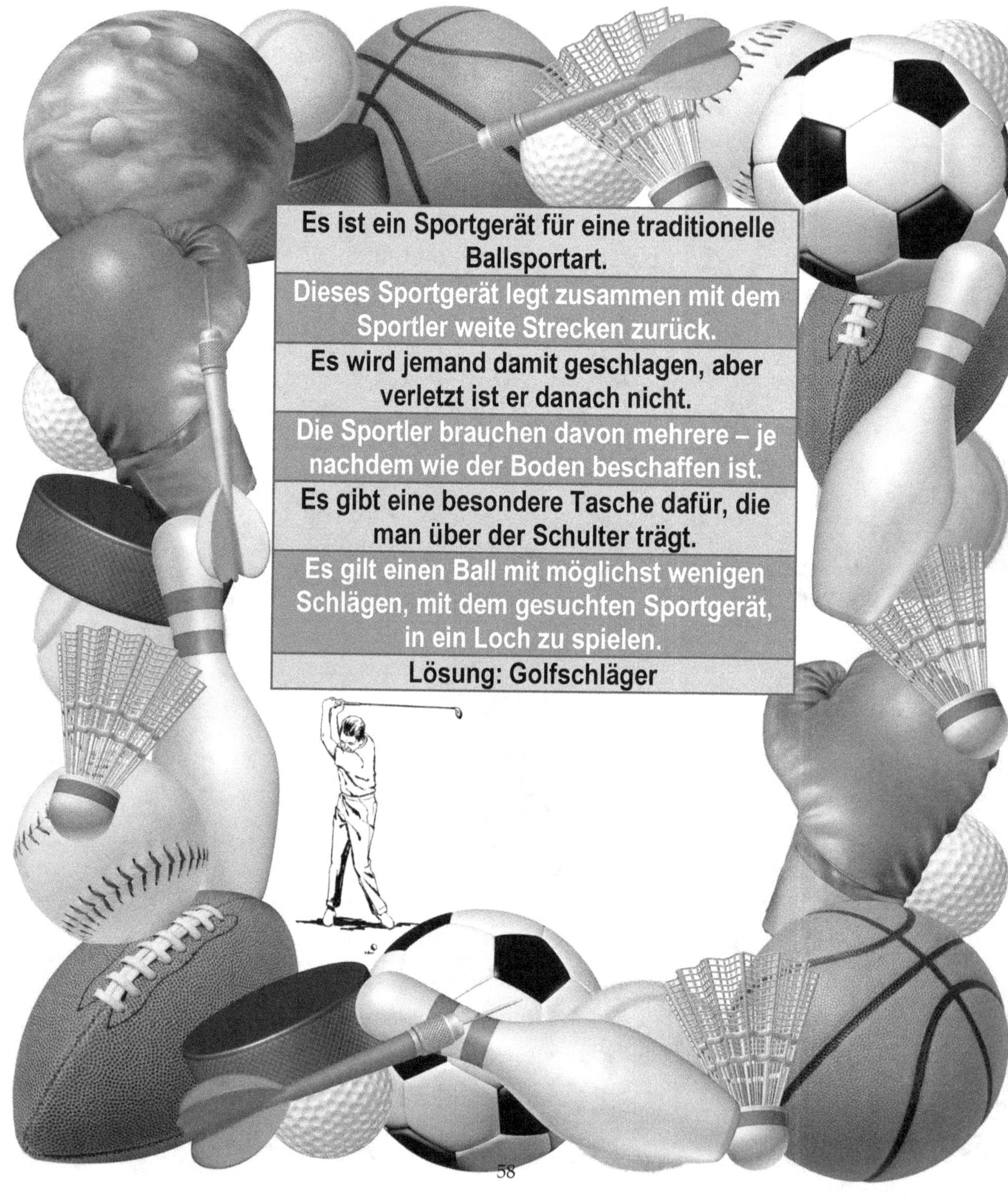

Es ist ein Sportgerät für eine traditionelle Ballsportart.
Dieses Sportgerät legt zusammen mit dem Sportler weite Strecken zurück.
Es wird jemand damit geschlagen, aber verletzt ist er danach nicht.
Die Sportler brauchen davon mehrere – je nachdem wie der Boden beschaffen ist.
Es gibt eine besondere Tasche dafür, die man über der Schulter trägt.
Es gilt einen Ball mit möglichst wenigen Schlägen, mit dem gesuchten Sportgerät, in ein Loch zu spielen.
Lösung: Golfschläger

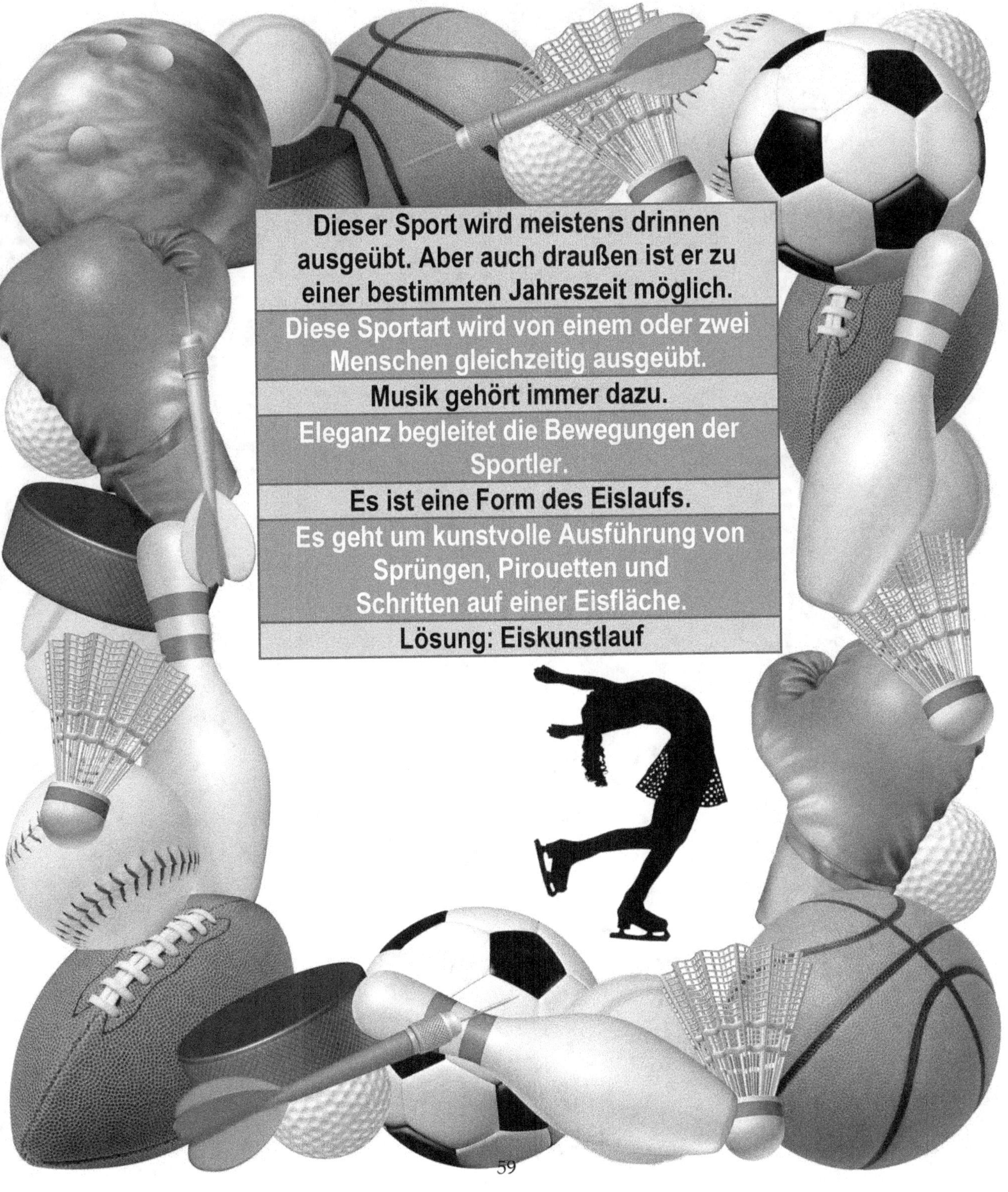

Dieser Sport wird meistens drinnen ausgeübt. Aber auch draußen ist er zu einer bestimmten Jahreszeit möglich.
Diese Sportart wird von einem oder zwei Menschen gleichzeitig ausgeübt.
Musik gehört immer dazu.
Eleganz begleitet die Bewegungen der Sportler.
Es ist eine Form des Eislaufs.
Es geht um kunstvolle Ausführung von Sprüngen, Pirouetten und Schritten auf einer Eisfläche.
Lösung: Eiskunstlauf

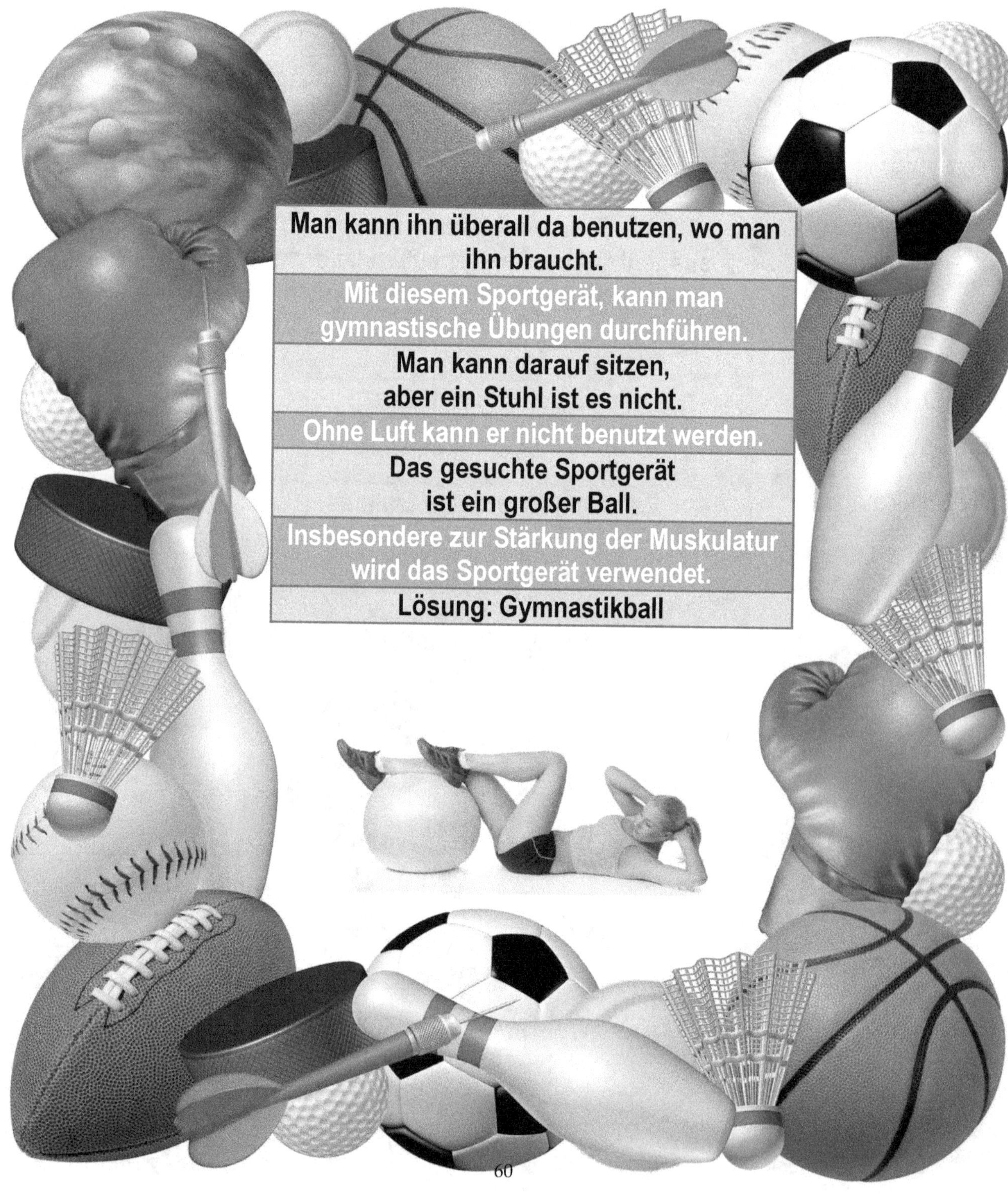

Man kann ihn überall da benutzen, wo man ihn braucht.
Mit diesem Sportgerät, kann man gymnastische Übungen durchführen.
Man kann darauf sitzen, aber ein Stuhl ist es nicht.
Ohne Luft kann er nicht benutzt werden.
Das gesuchte Sportgerät ist ein großer Ball.
Insbesondere zur Stärkung der Muskulatur wird das Sportgerät verwendet.
Lösung: Gymnastikball

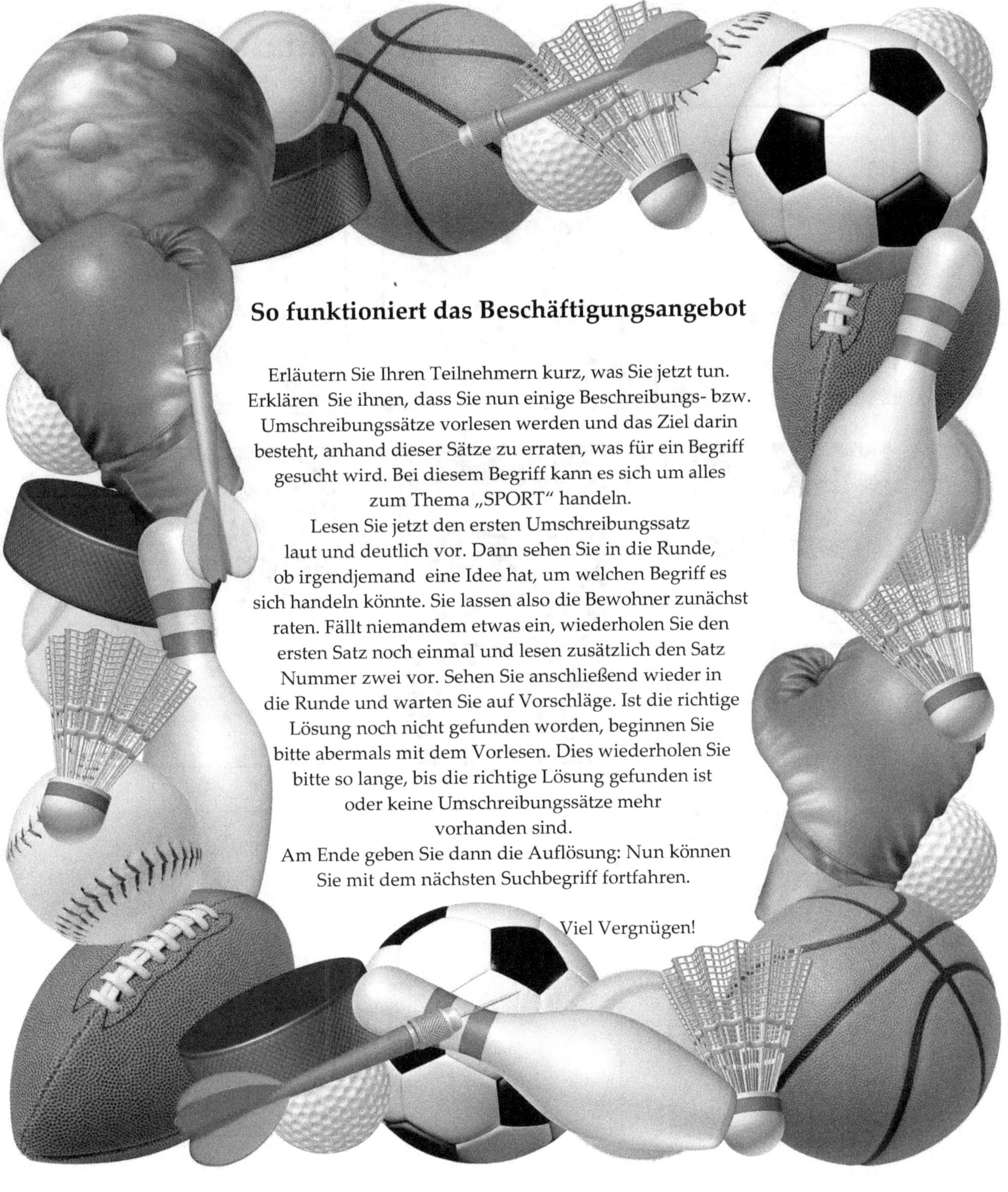

# So funktioniert das Beschäftigungsangebot

Erläutern Sie Ihren Teilnehmern kurz, was Sie jetzt tun.
Erklären Sie ihnen, dass Sie nun einige Beschreibungs- bzw.
Umschreibungssätze vorlesen werden und das Ziel darin
besteht, anhand dieser Sätze zu erraten, was für ein Begriff
gesucht wird. Bei diesem Begriff kann es sich um alles
zum Thema „SPORT" handeln.
Lesen Sie jetzt den ersten Umschreibungssatz
laut und deutlich vor. Dann sehen Sie in die Runde,
ob irgendjemand eine Idee hat, um welchen Begriff es
sich handeln könnte. Sie lassen also die Bewohner zunächst
raten. Fällt niemandem etwas ein, wiederholen Sie den
ersten Satz noch einmal und lesen zusätzlich den Satz
Nummer zwei vor. Sehen Sie anschließend wieder in
die Runde und warten Sie auf Vorschläge. Ist die richtige
Lösung noch nicht gefunden worden, beginnen Sie
bitte abermals mit dem Vorlesen. Dies wiederholen Sie
bitte so lange, bis die richtige Lösung gefunden ist
oder keine Umschreibungssätze mehr
vorhanden sind.
Am Ende geben Sie dann die Auflösung: Nun können
Sie mit dem nächsten Suchbegriff fortfahren.

Viel Vergnügen!

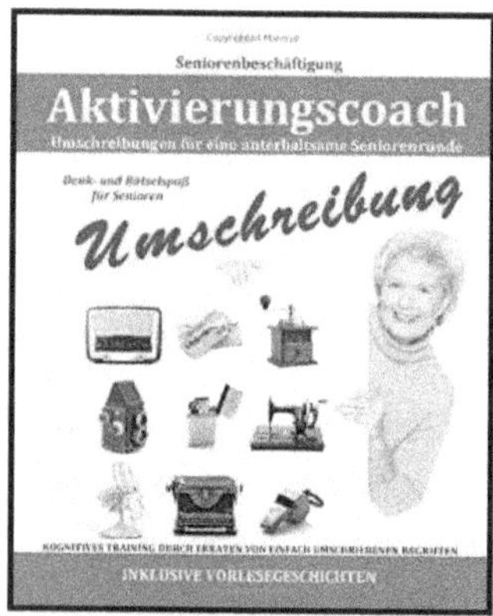
Seniorenbeschäftigung
Aktivierungscoach
Umschreibungen für eine unterhaltsame Seniorenrunde
Denk- und Rätselspaß für Senioren
Umschreibung
KOGNITIVES TRAINING DURCH ERRATEN VON EINFACH UMSCHRIEBENEN BEGRIFFEN
INKLUSIVE VORLESEGESCHICHTEN

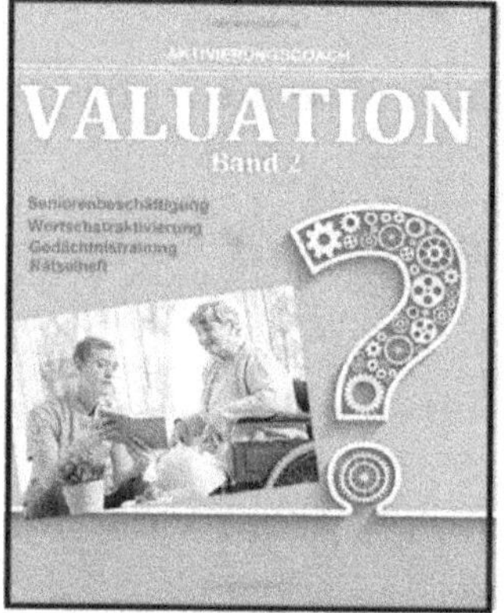
AKTIVIERUNGSCOACH
VALUATION
Band 2
Seniorenbeschäftigung
Wortschatzaktivierung
Gedächtnistraining
Rätselheft
?

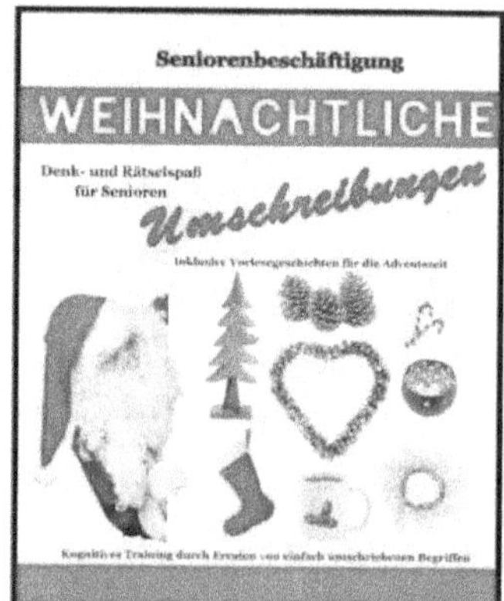
Seniorenbeschäftigung
WEIHNACHTLICHE
Denk- und Rätselspaß für Senioren
Umschreibungen
Inklusive Vorlesegeschichten für die Adventszeit
Kognitives Training durch Erraten von einfach umschriebenen Begriffen

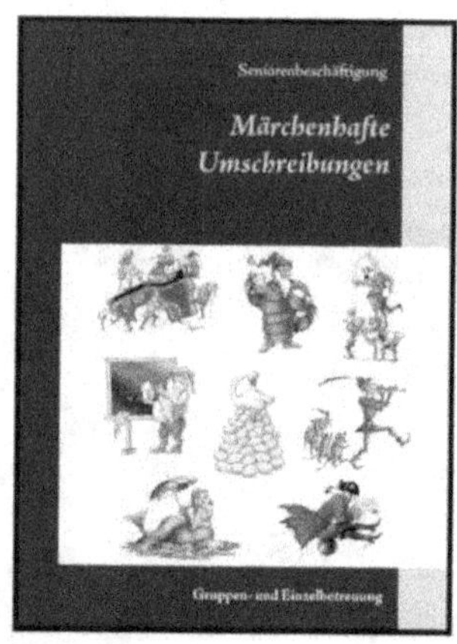
Seniorenbeschäftigung
Märchenhafte Umschreibungen
Gruppen- und Einzelbetreuung

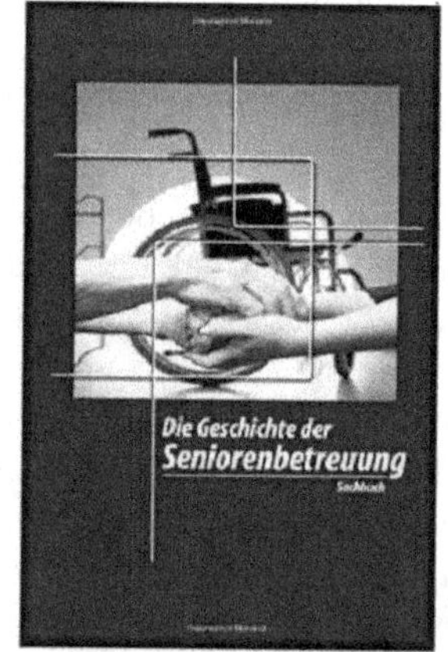
Die Geschichte der Seniorenbetreuung
Sachbuch

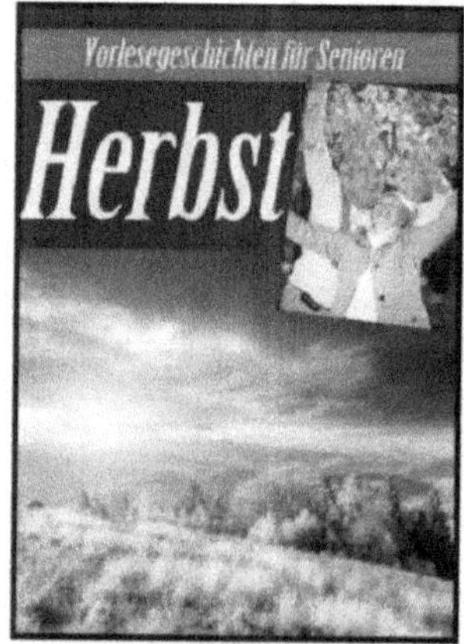
Vorlesegeschichten für Senioren
Herbst

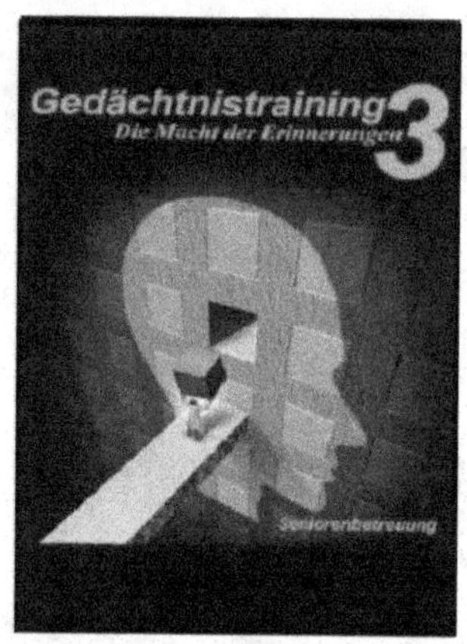
Gedächtnistraining
Die Macht der Erinnerungen
3
Seniorenbetreuung

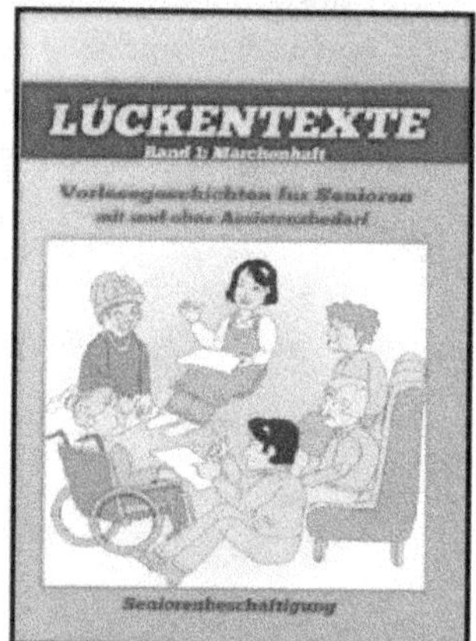
LÜCKENTEXTE
Band 1: Märchenhaft
Vorlesegeschichten für Senioren
mit und ohne Assistenzbedarf
Seniorenbeschäftigung

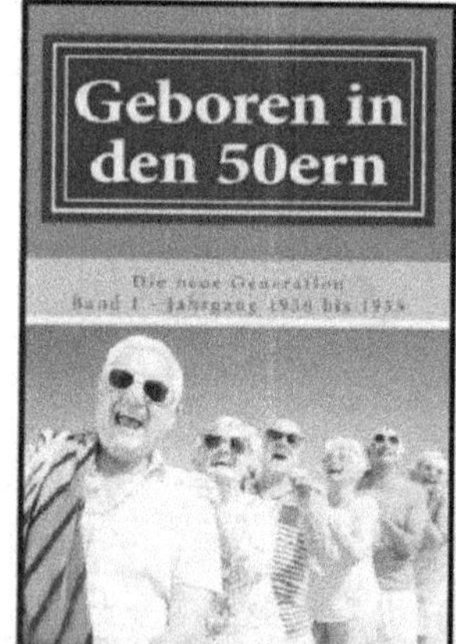
Geboren in den 50ern
Die neue Generation
Band 1 - Jahrgang 1950 bis 1954

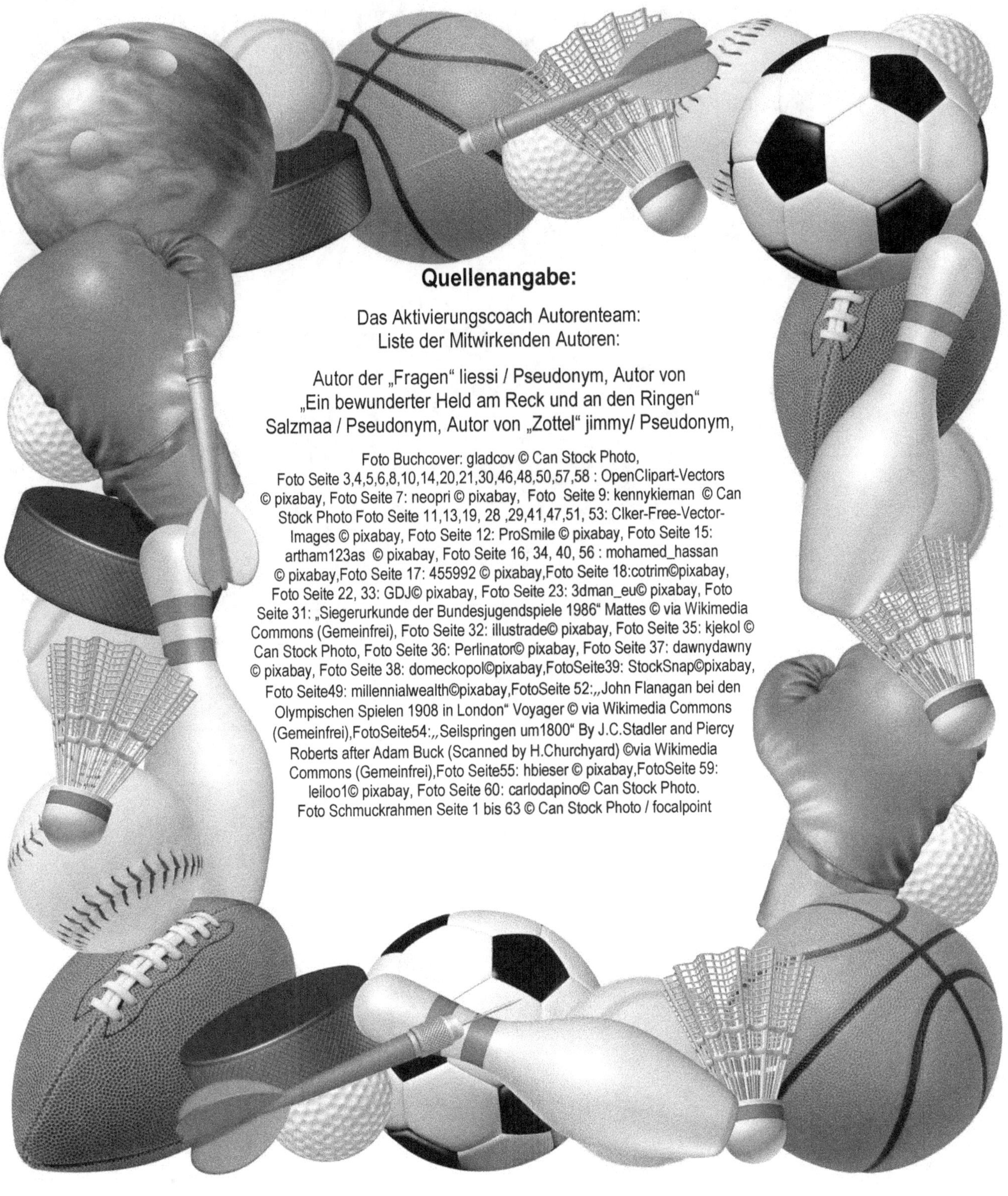